主编◎刘晓燕

五运六气入门解惑

中国健康传媒集团

中国医药科技出版社

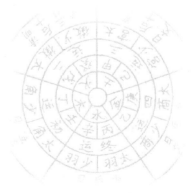

内 容 提 要

五运六气理论是中国古代研究天时气候变化规律及其对人体生命影响的一种学说，是中医理论体系的核心之一，是学习中医必经之路，也是学习中医入门之捷径。本书以五运六气理论为主线，对五运、六气等基本概念探其源流，凸显了传统中医理论特色，反映了天人相应的整体观，对中医临床防治常见病、流行病及疑难杂病等均具有重要指导价值。适合中医药院校师生、临床医师、科研工作者及广大中医药爱好者阅读参考。

图书在版编目（CIP）数据

五运六气入门解惑/刘晓燕主编. —北京：中国医药科技出版社，2023.5（2025.5重印）.
ISBN 978-7-5214-3850-5

Ⅰ.①五…　Ⅱ.①刘…　Ⅲ.①运气（中医）–基本知识　Ⅳ.①R226

中国国家版本馆CIP数据核字（2023）第071111号

美术编辑　陈君杞
版式设计　友全图文

出版　**中国健康传媒集团**｜中国医药科技出版社
地址　北京市海淀区文慧园北路甲22号
邮编　100082
电话　发行：010-62227427　邮购：010-62236938
网址　www.cmstp.com
规格　710×1000mm $^1/_{16}$
印张　11
字数　188千字
版次　2023年5月第1版
印次　2025年5月第2次印刷
印刷　北京京华铭诚工贸有限公司
经销　全国各地新华书店
书号　ISBN 978-7-5214-3850-5
定价　**45.00元**

获取新书信息、投稿、为图书纠错，请扫码联系我们。

编委会

主编 刘晓燕

编委（按姓氏笔画排序）

申占国　田　甜　刘雷蕾　许筱颖

张文静　张玉鑫　陈辛生　邰雪莉

黄雪杰　崔亚东　梁羽茜　韩晶杰

禄　颖　裴　枫

前言

　　五运六气理论是一门博大精深又充分体现"天人合一"思想的医学理论。五运六气理论的形成具体年代已经无法考证，但是根据其所描述的五气经天的天象，应该是距今约6000年的天象，从这一点可见，五运六气理论有着悠久的形成历史。自从"运气七篇"编撰入《黄帝内经·素问》，五运六气理论就成为中医理论体系中最为重要、高深的部分。它可以说是中医"天人合一"理论体系构架的基石，这一点从运气理论篇章所占《黄帝内经·素问》的篇幅就可以看出。运气理论七篇加上两个遗篇《素问·刺法论篇》和《素问·本病论篇》，再加上《素问·六节藏象论篇》和《素问·阴阳应象大论篇》，这些篇章的文字占《黄帝内经·素问》近一半的篇幅。同时它以天文学为基础，以人体生理、病理变化为核心，以地球气象物候变化为衔接，将天象、气象、人体贯通，形成了天地人合一的医学体系，这是一个伟大的创举，可以说是人类对人体生命认识的一个巅峰。

　　因为五运六气理论是一个集天文、气象、物候、人体生理病理于一体的医学体系，它涵盖的知识囊括古代天文、历法、气象、物候、地理、医学等，再加上《黄帝内经》运气篇章文字古奥，所以五运六气理论几乎是中医学中最难的理论。

　　笔者自SARS病毒爆发以后，跟从恩师郭霞珍教授共同参与安徽中医药大学顾植山教授主持的国家中医药管理局的五运六气的课题，开始系统学习五运六气理论，同时认识了五运六气理论大家田合禄老师。回想当年，五运六气理论是中医绝学，懂此学术的人凤毛麟角，关注五运六气的人也是少之又少。所幸北京中医药大学中医基础理论学科此前在研究五运六气方面就有很好的传承。1978年郭霞珍教授的恩师程士德教授，就已经给中医专业的研究生讲授五运六气，同时给全国中医师资班开设五运六气课程，并有自编教材《运气六讲》。笔者的博士生导师刘燕池教授，在编1982年北京中医药大学六年制《中医基础理论》教材（校内自编）时，将运气学说与精气学说、阴阳学说、五行学说同列，并在八二级、八三级、八四级学生中进行了教学实践，取得良好效果。2001年开始，郭霞珍教授开始给中医基础理论专业研究生讲授《五运六气专题讲座》。正是在这样的学术传承背景下，为了补充和完善五运六气理论及相关的知识，笔者开始不断向学界和民间各位老师学习，这里就包括了郭霞珍教授、顾植山教授、田合禄老师、刘燕池教授、高思华教授、中国中医科学院杨威研究员、湖南大学靳九成教授、长春中医药大学苏颖教授、五运六气研究著名学者毛小妹博士等。笔者从他们那里学到了很多濒临失传的五运六气知识，深深地体会到五运六气理论的博大精深，以及它对中医理论和临床的重大意义和价值，同时也切身感受到学习和掌握五运六气理论的艰辛和不易。2017年郭霞珍教授和高思华教授将北京中医药大学《五运六气学说讲座》这门研究生课程的主讲交给了笔者。笔者当时诚惶诚恐，生怕讲解不对，误人子弟。还好在各位老师的指导下，笔者已经顺利地教授了六届学生。这六年的讲课经历使笔者积累了丰富的讲课经验，更加清楚入门的学生需要知道什么，老师应该如何进行讲解。

当下五运六气理论的传播迎来了春天，全国各地的中医都在学习五运六气。许多中医人士和临床医生对五运六气理论如饥似渴。但是五运六气理论博大精深，掌握起来费时费力，如果有一个过来人领路，就会少走很多弯路。这也是笔者写这本《五运六气入门解惑》的初衷。笔者非常希望"用笔者的所学，为大家所用"。希望通过笔者多年来对五运六气的学习实践和教学经验，呈现给爱好五运六气理论的初学者以简明扼要但又理论体系完整的领路书。

为了实现这一目的，本书采用了问答的形式，针对在五运六气学习中通常会遇到的问题进行了科学严谨、简明扼要、通俗易懂的回答。全书以问题为纲领，以答疑为形式，按照学习五运六气所遵循的步骤循序渐进，从五运六气理论概述、五运六气的推算分析、五运六气的天文学知识背景、五运六气的历法学知识背景、五运六气的应用路径这五个方面较为系统地将五运六气的知识和内涵进行了呈现。

第一章为五运六气理论概述。这一章主要回答了什么是五运六气、什么是运气学说、运气学说所反映的自然科学内涵以及独特的天人医学生命观是什么、运气学说在中医理论中的重大意义是什么以及如何学好五运六气等问题。

第二章为五运六气的推算分析。这一章主要是回答了在学习五运六气基础推算和分析过程中所遇到的各种问题,涉及了五运的推算和分析、六气的推算和分析以及运气加临的推算和分析等问题。

第三章为五运六气的天文学知识。这一章主要是针对五运六气的多学科背景,尤其是天文学背景,对五运六气理论学习过程中所涉及的一些常见的基础性的天文学问题进行了解答,包括了阴阳五行的天文学背景、天干地支的天文学背景。另外还对运气理论中的一些关键问题的天文学背景进行了详细的阐释。

第四章为五运六气的历法学知识。这一章系统阐述五运六气理论中所涉及的重要历法学知识和问题,从而明确五运六气理论所采用的岁气历的历法属性。

第五章为五运六气的应用路径。这一章主要从五运六气在个体人先天体质预判中的应用、在预测疾病疫病方面的应用以及在疾病诊治方面的应用,从这三个方面进行了系统的答疑。

另外本书还在附篇为读者呈现了本团队此前发表的与本书知识点相关的研究性文章,以期能够进一步启发和完善读者对五运六气理论的理解和认识。

"金无足赤,人无完人",笔者抱着最大的科学态度来写这本书,但是对五运六气理论的探索和发现是永无止境的。所以本书也难免会对一些认识观点和知识讲解有不到位的地方,敬请各位读者批评指正。笔者将在今后的书稿中不断修改和更正,在此对大家表示感谢。

此书的成稿要特别感谢北京中医药大学临床特聘专家田合禄老师和湖南大学靳九成教授对笔者的无私教诲和传授,本书中所引用的两位先生的观点和图片,亦得到了两位老师的大力支持。

刘晓燕

北京中医药大学

癸卯年春分

目 录

附篇

第一章 五运六气理论概述

一、什么是五运六气

五运，即指木运、火运、土运、金运、水运。它本意是指天体周期性运行过程中五个阶段性的运行趋势，引申为事物发展过程的五种运行态势。在五运六气学说中，五运主要反映了天体运行对地球及生物生、长、化、收、藏五种运行态势的影响，及其与人体生理、病理的联系，五运与天干相应。

六气，即三阴三阳之气，具体而言即少阳相火、阳明燥金、太阳寒水、厥阴风木、少阴君火、太阴湿土。它本意是指天体周期性运行过程中阴阳属性及程度的变化，引申为事物发展过程中阴阳消长的属性状态。在五运六气学说中，六气主要反映了天体运行对地球气候寒、热、燥、湿、风、火的变化，及其对人体生理、病理的影响，六气与地支相配。

五运、六气相结合，即为五运六气。简而言之，就是把运和气叠加起来，把反映天的六气和反映地的五运综合考虑，分析它们对生命（人体）的影响，这就是五运六气理论所要研究的主要内容。

二、运气学说是讲什么的

五运六气学说简称运气学说，是以天人观思想为指导，以阴阳五行为理论基础，以天干地支为推演工具，阐释天体运行对地球气候、物候、人体生理病理影响规律的学说。在上一个问题中我们介绍了五运和六气，它们都是在讲天体运行变化对地球气候产生的影响，进而影响到地球的物候和人体生理、病理的变化。所以运气学说其实就是一个探讨天体、天象变化对地球的影响，继而研究地球气候变化对人体产生影响规律的一个学问。

可能有人会问，五运六气不是一个医学理论吗？为什么要和天体扯到一起呢？这正是运气学说的魅力所在。因为医学是研究人体生命的科学，而人体生命是脱离不开地球和太阳系天体（日月五星）影响的一个学问，所以中国的古人就将人置于天地之间来探求人体生命的规律，这一学说的集中体现就是运气学说。故而运气学说讲的就是天对人的影响，这里的"天"就是天体，而目前人们所关注的气候变化，其实质就是天体的运行对地球大气圈影响的综合表现。

三、五运六气理论是个什么样的理论

有些人看到五运六气理论，第一印象就是它是一个以天干地支为推演工具的理论，它是不科学的。但其实这是人们对于五运六气理论的最大误会。当你往后学习就会明白，天干地支只是一个符号，是一套反映天体运行规律的符号系统。其实五运六气理论是一个集中反映中医学"天、地、人"三才的医学理论，它是天人医学，是医学科学。

中医学的医学理论泰斗任应秋先生曾指出中医运气学是中医学在古代探讨气象运动规律的一门科学。在这里任应秋就将五运六气理论定义为一门科学。著名的《黄帝内经》研究专家程士德教授提出："五运六气学说，就是运用五运和六气的节律运动及其互相化合，来解释和说明天体运动对气候变化，以及天体运动、气候变化对生物对人类的关系及其影响。因此，运气学说的内容，除了有关医学的知识外，还有古代的天文、历法、气象以及生物等方面的知识，从而也就说明了中医学理论是和天文、气象、生物学等有着密切关系的。"他认为五运六气学说充分反映出了中医理论体系中的学术观点和思维方法。所以从两位老前辈的论述中可以看出，中医的五运六气理论是根植于自然科学的，他们强调了气候变化对人体的影响。而我们回答前一个问题时已经讲过，地球气候变化的本质是太阳系天体变化的结果。天文学、气象学、物候学、人体学这些都是实实在在的自然科学，因此五运六气理论不仅仅是一个地地道道的医学科学，还是集天、地、人三个层面科学体系于一体的大科学体系，是一个天人医学。

四、五运六气理论起源于何时何处

虽然现在有学者说五运六气理论主要起源于《素问》的运气七篇，但是五运六气理论的形成和发展是经历了一个漫长而艰难的过程。它的起源可以推至上古至先秦时期。这一点可以从《素问》运气七篇中所记载的天文现象推导出来。五运六气之语最早见于《周礼·医师》："医师究人之血脉经络骨髓阴阳表里，察天之五运，并时六气。"

中国的古人在很早之前就非常重视观测天体，观天象是古人日常的重要工作。《汉书·丙吉传》中就记载："东方之神太昊，乘震执规司春；南方之神炎帝，乘离执衡司夏；西方之神少昊，乘兑执矩司秋；北方之神颛顼，乘坎执权司冬；

中央之神黄帝，乘坤执绳司下土。"这里就提出了在三皇五帝的年代，中国人就已经用测量工具，观测天体的运行规律。而且中国古人观天的重点并不是观察天体本身的性质状态（如现代天文学），而是关注天体的运行对地球气候、物候以及人体健康的影响，并以此制定了历法以让人民顺天而为，如在《尚书·尧典卷一》中就记载："乃命羲和，钦若昊天，历象日月星辰，敬授人时。"《易·系辞下》也说："古者包牺氏之王天下也，仰则观象于天，俯则观法于地，观鸟兽之文，与地之宜，近取诸身，远取诸物，于是始作八卦，以通神明之德，以类万物之情。"由此可见，五运六气理论作为一个研究天体变化对地球气候、物候、人候影响的理论，源起悠久。

完整的五运六气理论正式形成，是以《素问》运气七篇和《刺法论》《本病论》这两个遗篇为标志的。虽然《素问》运气七篇是由唐代王冰注解《素问》时补入《素问》的。但是运气七篇在《黄帝内经》中的地位仍然是不容撼动的，正如林亿等学者认为，运气七篇"犹是三皇遗文，灿然可观"。

五、《黄帝内经》运气学说涉及的篇章有哪些

在《黄帝内经》中涉及运气学说的篇章主要在《素问》中，包括了著名的由王冰补入的运气七篇大论，即《素问·天元纪大论篇》《素问·五运行大论篇》《素问·六微旨大论篇》《素问·气交变大论篇》《素问·五常政大论篇》《素问·六元正纪大论篇》以及《素问·至真要大论篇》。同时还有《素问》遗篇中的《素问·刺法论篇》和《素问·本病论篇》。除此之外在《素问》前面篇章中还有《素问·六节藏象论篇》和《素问·阴阳应象大论篇》。这些都是讲述运气学说的重要篇章。在《灵枢·九宫八风》中也涉及运气学说的思想。

六、五运六气在中医理论中是个什么地位

五运六气理论，集中体现了中医基础理论的精髓，它是中医基础理论的基石。这一点从五运六气理论占据《素问》篇幅的大小就可以看出，全书仅五运六气理论就有7篇，占了《素问》全书篇幅的三分之一。更重要的是，中医学中许多重要的理论都是源起于五运六气学说，如气化学说、藏象学说、病机学说、体质学说、中医脉诊、中医治法等重要理论都在运气篇章中呈现。五运六气理论也一直是中医理论创新发展的基石。东汉张仲景的《伤寒杂病论》一书就是在《黄帝内经》五运六气理论的基础上，结合外感病的临床经验创立了六经气化学说。

后世医家，如唐代王冰，北宋沈括、刘温舒，南宋陈无择，金元时期刘完素、张元素、张从正、李杲、朱丹溪，明代的汪机、张介宾、李梴、李时珍、楼应、王肯堂，清代的吴鞠通、吴谦等都精研过五运六气理论，其中大部分医家也都撰写过运气学专著，并且在运气学说的启发下结合自身的临床经验，发展创新，自成一家，形成了中医的各家学说。故有学者认为"没有运气学说就没有金元四大家"。五运六气理论在中医学中的重要性如《素问·至真要大论篇》中所说："不知年之所加，气之盛衰，虚实之所起，不可以为工矣。"历代医家也有"不通五运六气，遍检方书何济"的训诫。

同时五运六气理论又是中医理论里面最高深，也是最有价值的部分。五运六气历来被诸多医家称之为"医门之玄机"，被认为是《黄帝内经》中最难懂的部分，其内容古奥深秘，令人难得其要。让人难以理解的主要原因除了文字深奥之外，就是五运六气理论涉及的知识体系非常庞大，包括了天文历法、物候气象、干支音律、八卦术数、地理医学等学科，是一个大科学体系，包含了巨大的知识体量。这就要求研习五运六气理论的人，一定要"上知天文，下知地理，中知人事"，只有具有丰富的多学科知识才能领悟五运六气。正因为如此，五运六气理论不但是中医基础理论的巨大宝库，同时也是中医创新和发展的动力源泉。

七、五运六气理论的生命观是什么

医学是认识和维护生命的科学。"人的生命从何而来"这是医学首先需要回答的问题。西医学认为人的生命源自父母精卵的融合。在《黄帝内经》中也有相同的论述，如《灵枢·天年》中说："黄帝问于岐伯曰：愿闻人之始生，何气筑为基，何立而为楯，何失而死，何得而生？岐伯曰：以母为基，以父为楯，失神者死，得神者生也。"人之生命源自父母合精，这是显而易见的，但却不够全面。

作为医学专著，在《素问·天元纪大论篇》中已经从更大维度说明了生命的来源。万物均来源于宇宙，五运的周而复始运动产生了生命，地球生命的生化及呈现形式决定于七曜周期性运动对地球气候的影响，即"太虚寥廓，肇基化元，万物资始，五运终天，布气真灵，摠统坤元，九星悬朗，七曜周旋，曰阴曰阳，曰柔曰刚，幽显既位，寒暑弛张，生生化化，品物咸章。"在此篇中同时指出五运和阴阳是天道变化规律的概括，天道的变化规律，是生命必须遵守的自然规律。故说："夫五运阴阳者，天地之道也，万物之纲纪，变化之父母，生杀之本始，神明之府也，可不通乎！"正所谓"天地合气，命之曰人"，因此人是天地的产物，故人与天地同构。在生理上，天有五运，人有五脏五气，天有三阴三阳，人有血气十二经；在病理上，天有五运太过与不及，人有五脏胜复与衰亡，天有司天在泉、不迁正不退位与左右间气升降不前，人有气血的郁发与经气的滞留。

由此可见，五运六气学说所呈现的是一个天象变则气象变，气象变则人气变的天、地、人三者联动的生命模式，这也是中医学最具创新性的生命观，即天人医学的生命观。

八、学五运六气有什么用处

在《素问·至真要大论篇》中说："不知年之所加，气之盛衰，虚实之所起，不可以为工矣。"这说明一个合格的中医必须了解五运六气理论。这是为什么呢？首先，五运六气理论高屋建瓴，医者熟知五运六气理论之后就具备了前瞻性的预测疾病发病的能力。在前文中已经讲过，五运六气理论是一个探讨天体、天象变化对地球的影响，进而研究地球气候变化影响人体规律的一个学问。在这里，人作为终端，是受天体变化和地球气候影响的。也就是说，人的生理、病理变化是结果，而这个果的"因"在很大程度上与人生存的自然环境有关，而自然的环境气候变化又受到天体、天象变化的影响。所以，我们可以据此推理出，天体格局的变化是人生理、病理变化的根本，正如《素问·五运行大论篇》中岐伯所说："夫变化之用，天垂象，地成形，七曜纬虚，五行丽地。地者，所以载生成之形类也。虚者，所以列应天之精气也。形精之动，犹根本之与枝叶也，仰观其象，虽远可知也。"我们都知道，人发病的过程是一个多因素的复杂过程，如果我们想知道自己或者患者将会患什么疾病，这是一个非常困难的事情，尤其是在没有出现任何症状、也不具备基因检测条件的时候，更是一件不可能实现的事情。但是，虽然人是变化无常的，但天体的运行是有规律可循的。而古人正是运用他们的智慧掌握了与我们生命息息相关的天体（日月五星）的变化规律，形成了一套天体变化对地球气候和人体生理、病理影响规律的学问，即五运六气理论。所以说，掌握了五运六气理论，就是知道了天体的变化规律，也就具备了未卜先知的能力了。而这种预测疾病的能力对医者"治未病"是极其重要的。可以说，没有预测疾病的理论体系，就不会有真正的"治未病"医疗体系。

另外，学习和掌握五运六气理论对于医者理解中医理论的精髓和提高临床水平都是不可或缺的。我们前面也说过，中医理论中的许多重要的理论都源自于运气学说。如果不懂五运六气，那就很难理解中医基础理论的真谛，也就不会在临床上正确的运用中医基础理论。比如大家都熟悉的藏象学说。可能许多人都不知道"藏象"这一名词起源于何处，实际上"藏象"一词首先出自《素问·六节藏象论篇》。也很少有人会注意到在《素问·六节藏象论篇》中，在回答"藏象何如"之前论述的是"天的六六之节"以及"五运相袭"的内容，文中指出"五日谓之候，三候谓之气，六气谓之时，四时谓之岁，而各从其主治焉。五运相袭，而皆治之，终期之日，周而复始，时立气布，如环无端，候亦同法。故曰：不知年之所加，气之盛衰，虚实之所起，不可以为工矣"。《素问·六节藏象论篇》中的行文构架表明了中医的"脏"是与天之五运六气紧密相连的，即人之脏与天之象是紧密相通的，因此才称"藏象"。所以恽铁樵说："中医之五脏，非血肉之五脏，乃四时之脏。"这表明，中医生在临床上治疗脏腑疾病时不可忽视与之相关的气象、天象。而当中医生不懂五运六气时，就很难真正理解中医的藏象学说以及人体的脏腑功能特点。

再比如说病机学说。大家都知道把握病机对于提高临床疗效至关重要。但是，《黄帝内经》中关于病机学说是在哪里集中阐发的呢？是在《素问·至真要大论篇》中。这一篇在总结了前六篇五运、六气的变化后，提出了"夫百病之生也，皆生于风寒暑湿燥火，以之化之变也"，并指出想要治病效如桴鼓，就必须要"谨守病机，无失气宜"。然后提出了著名的病机十九条，最后又再次强调"谨守病机，各司其属，有者求之，无者求之，盛者责之，虚者责之，必先五脏，疏其血气，令其条达，而致平和"。由此可见，中医的病机学说是在五运六气理论基础上的病机学说。中医生在临床治病时把握病机，不仅仅需要考虑人体自身的阴阳虚实变化，还应该考虑造成这一阴阳失调状态的外在因素，这样才能深刻认识到人体发病的原理。所以说中医的病机学说离不开五运六气，治病不懂运气，"遍检方书何济"？

九、如何学习五运六气

五运六气学说强调的是一个天象变则气象变、气象变则人气变的天人合一的生命模式，因此在学习中医运气学说的时候首先要领会天、地、人三才的生命模式。

（一）整体认识五运六气理论

学习五运六气理论首先要对它有一个整体性的认识，需要掌握天文、历法等知识，掌握五运六气的推算及运气加临的分析，进而才能利用运气理论预判人体先天体质养生防病、预测群体疫病，指导治疗疾病。

（二）掌握中医运气学的核心思想，知常达变

学习五运六气理论要掌握中医运气学的核心思想，知常达变。《黄帝内经》在运气篇章中反复强调天道是"万物之纲纪，变化之父母，生杀之本始"，人是受天道影响的。古人用天干、地支作为推演工具，描述七曜的运行规律，并不是其他人误解的数术学。古人用干支纪年可以让复杂的天体运行规律被世人所知晓，在《素问·天元纪大论篇》中就指出"推而次之，令有条理，简而不匮，久而不绝，易用难忘，为之纲纪，至数之要"。既然天干、地支是简化的推演工具，那么在考虑日、月、木星、火星、土星、金星、水星这样七个天体的复杂运行周期规律时，一定会有不准的时候。这时掌握精确的天道规律就显得尤为重要。我们不应该轻易地否定60甲子推算方法，更不应该否定运气学说的学术价值。正如张介宾在《类经·运气类》中说："读运气者，当知天道有是理，不当曰理必如是也，故善察运气者，必当顺天以察运，应变以求气。"又曰："随其机而应其用，其有不合乎道者，未之有也。"因此，学习运气学说要在掌握天人合一核心思想的前提下，知常达变，活学活用。

（三）熟读《黄帝内经》运气篇章

学习五运六气理论要熟读《黄帝内经》中论述运气的篇章。五运六气理论在《黄帝内经》中占有很大的篇幅，包括《素问》中的运气七篇、《素问》遗篇和《黄帝内经》中的其他相关章节。《素问》中运气七篇包括了《素问·天元纪大论篇》《素问·五运行大论篇》《素问·六微旨大论篇》《素问·气交变大论篇》《素问·五常政大论篇》《素问·六元正纪大论篇》和《素问·至真要大论篇》。《素问》遗篇包括了《素问·刺法论篇》和《素问·本病论篇》。这些篇章构架起了五运六气学说的理论体系。

（四）注重实践，活学活用

五运六气学说是中医重要的基础理论，它来源于实践，必须在实践中运用才能真正掌握其中的精髓。在学习五运六气理论时，许多人习惯遵循现有的理论，

但这容易形成思维定式，容易忽略实践才是理论的来源和基础，故而不能正确地认识和运用运气学说，导致教条主义。因此在学习和探索五运六气理论时，既要掌握现有的理论知识，也要对自然现象进行实践观测，并将观测结果验证现有理论。自然界是在不断地变化之中，我们从变化的自然环境中寻找不变的规律，借助已知的理论通过实践观测，探索未知的规律，这样才能活学活用，知其然而知其所以然。所以说在学习五运六气理论时，必须强调实践观测，这是学习五运六气理论的必经道路。

（五）掌握多学科知识

学习五运六气理论要努力掌握多学科知识。多学科知识是中医五运六气学说的一个重要特点。因此，要想学好五运六气，仅有医学知识是远远不够的。《素问·气交变大论篇》中就指出了："夫道者，上知天文，下知地理，中知人事，可以长久。"这就告诉后学者，五运六气的学习是需要掌握天文、地理和人事知识。其衍生的学科就包括了天文学、历法学、气象学、物候学、地理学、人体医学等。另外，对于想深入研究五运六气的人来说，还需要掌握天体物理学和数术推演等相关知识，才能掌握天道周期的运行规律。

总之，中医五运六气学说作为中医理论皇冠上的璀璨明珠，它的学习难度与它的学术价值是成正比的。五运六气乃是上工之学，在学习上没有捷径。

第二章　五运六气的推算分析

第一节　运气推算概述

一、五运六气推算的基本构架是什么

五运六气理论在推算方面主要包括五运的推算、六气的推算和运气相合的推算。其中，五运的推算包括岁运、主运和客运的推导。六气的推算包括主气、客气和客主加临的推导。运气相合的推算包括平气、运气同化和运气异化的推导，详见图2-1。

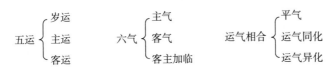

图2-1　五运六气基本理论框架图

二、五运六气推算需要的工具有哪些

五运六气的推算离不开阴阳、五行、天干和地支。因此，对于阴阳五行、天干地支这些数术工具的认识和运气的推算和分析是非常重要的。

（一）阴阳

阴阳是相互关联的事物对立双方属性的概括。这个世界万事万物都可以划分阴阳，所以《道德经》中才有"万物负阴而抱阳"的说法。但是由于这个世界的复杂性，在考虑事物属性的时候一定要强调划分的前提。前提一变则阴阳的属性也会发生变化，所以阴阳是相对的。这一点在考虑运气学说的一些问题时十分重要。比如，在同一个时空点时，由于时空前提不同，各自所代表的阴阳属性可能正好相反。如按照时间季节划分冬天为阴，夏天为阳。但是按照太阳的空间位置划分则北方为阴，南方为阳，因此就会出现冬至的时候，时间是寒冷的冬季

属阴，而空间却是因太阳在南回归线，为南方属阳。这就是称终之气为"太阳寒水"的原因。如果不明白阴阳的这一特点，那就无论如何也解释不清太阳寒水了。

在五运六气理论中，阴阳根据其阴阳的多少被细化成为三阴三阳。厥阴为一阴，少阴为二阴，太阴为三阴；少阳为一阳，阳明为二阳，太阳为三阳。因为阴阳要平衡，所以五运六气理论中六气的司天和在泉一定是一阴对一阳，二阴对二阳，三阴对三阳。即厥阴对少阳，少阴对阳明，太阴对太阳。如果因为诸多原因不能形成一阴对一阳，二阴对二阳，三阴对三阳，而出现二阳对三阴，一阴对二阳等情况，就称为"刚柔失守"。刚为阳，柔为阴，刚柔失守，就是阴阳失衡。

（二）五行

五行是指周期性运动事物的五种运行态势。行者，运行也。因为地球一直绕日做周期性运动，因此地球上的所有事物也就有了五行属性的划分（五行的天文学背景我们将在后面章节中具体讲解）。五行理论大家都十分熟悉，这里包括了五行的相生、相克，五行的胜复和五行的制化。任何一行都有生我我生，克我我克，当某一行过旺的时候就会有气来克制它，这就是制化，但是当克气太过的时候就会有克气的克气来克制它，这就是复气。所以在五运六气理论中，往往会用到五行的相克关系，而且经常会呈现出三角关系。比如木太旺，会发生木乘土，则土受抑制，同时也会出现金气来复伤木的情况，这也叫"子报母仇"。如《素问·气交变大论篇》中说："岁木太过，风气流行，脾土受邪。民病飧泄食减，体重烦冤，肠鸣腹支满，上应岁星。甚则忽忽善怒，眩冒巅疾。化气不政，生气独治，云物飞动，草木不宁，甚而摇落，反胁痛而吐甚，冲阳绝者死不治，上应太白星。"在《素问·五常政大论篇》中也云："发生之纪（木运太过）……不务其德，则收气复，秋气劲切，甚则肃杀，清气大至，草木凋零，邪乃伤肝。"

另外在理解运气学说中五行寓意时，一定不能忽视五行的五化模式，即木升（生），火长，土化，金收，水藏。这一点在五运推算结果的分析中十分重要。比如，木运太过，就代表升发之气太过，它会影响土的化气；土运太过，就代表化气太过，则会影响水的封藏之性。此外，在使用五行时，还要学会合理的类推，比如木运太过，除了升发之气太过，可以根据五行归类表，类推出气候是风大，会影响人的肝脏，脾脏也会受邪，会导致邪气太过等情况，如《素问·五常政大论篇》中说："发生之纪（木运太过），是谓启陈，土疏泄，苍气达，阳和布化，阴气乃随，生气淳化，万物以荣。其化生，其气美，其政散，其令条舒，其动掉眩巅疾，其德鸣靡启坼，其变振拉摧拔，其谷麻稻，其畜鸡犬，其果李桃，其色青黄白，其味酸甘辛，其象春，其经足厥阴少阳，其脏肝脾，其虫毛介，其物中坚外坚，其病怒。太角与上商同。上徵则其气逆，其病吐利。"五行理论的常用归类见下表2-1。

五行理论在运气学说中的应用十分广泛，包括五运的生理、病理影响，客主加临的顺逆判断，运气加临的关系等等。总之，五行对于五运六气理论是举足轻重，不可或缺的。五行并不像有些人认为的对中医理论毫无用处，事实上如果失去了五行理论，那么运气学说也就不存在了，详见表2-1。

表2-1　五运六气理论常用五行对应表

自 然 界							五行	人 体								物 候			
五音	五味	五色	五化	五气	五方	五季		五脏	五腑	五官	五体	五志	五液	五声	五神	五华	五虫	五果	五谷	五畜
角	酸	青	生	风	东	春	木	肝	胆	目	筋	怒	泪	呼	魂	爪	毛	李	麻	犬
徵	苦	赤	长	暑	南	夏	火	心	小肠	舌	脉	喜	汗	笑	神	面	羽	杏	麦	马
宫	甘	黄	化	湿	中	长夏	土	脾	胃	口	肉	思	涎	歌	意	唇	倮	枣	稷	牛
商	辛	白	收	燥	西	秋	金	肺	大肠	鼻	皮	悲	涕	哭	魄	毛	介	桃	稻	鸡
羽	咸	黑	藏	寒	北	冬	水	肾	膀胱	耳	骨	恐	唾	呻	志	发	鳞	栗	豆	彘

（三）天干

天干，即甲、乙、丙、丁、戊、己、庚、辛、壬、癸，又叫十天干。《汉书·食货志》中颜师古注云："干，犹个也。"最早是用来纪日的。《广雅·释天》中说："甲乙为干。干者，日之神。"天干在运气推算中与五运的推算密切相关。五运反映的是地气，天干化五运，这也正体现了《黄帝内经》中的天地交感、上下相召的思想。《素问·天元纪大论篇》中说："寒暑燥湿风火，天之阴阳也，三阴三阳上奉之。木火土金水火，地之阴阳也，生长化收藏下应之。天以阳生阴长，地以阳杀阴藏。天有阴阳，地亦有阴阳。故阳中有阴，阴中有阳。所以欲知天地之阴阳者，应天之气，动而不息，故五岁而右迁；应地之气，静而守位，故六期而环会。动静相召，上下相临，阴阳相错，而变由生也。"这段原文就集中体现了五运六气理论中天地交通，阴阳交感的思想。因此天干配五运。

天干亦分阴阳，甲、丙、戊、庚、壬为阳，乙、丁、己、辛、癸为阴，即单数为阳，双数为阴。天干五行划分有两种情况。

1.按照方位划分

甲乙为木，位于东方；丙丁为火，位于南方；戊己为土，位于中央；庚辛为金，位于西方；壬癸为水，位于北方。

2.按照运的合化划分

甲己化土，乙庚化金，丙辛化水，戊癸化火，丁壬化木。

（四）地支

地支共有十二个，即子、丑、寅、卯、辰、巳、午、未、申、酉、戌、亥，又叫十二支。支，枝也，与"干"相对而言。干支即干枝、枝干，是植物的支撑和纲纪。因而干支被用来纲领性地统计、归纳和罗列事物，具有数学意义。在五运六气理论中，地支与六气的推算密切相关。六气反映的是天气，与地支相配，反映了《黄帝内经》天地交感、上下相召的思想。

地支分阴阳，子、寅、辰、午、申、戌为阳，丑、卯、巳、未、酉、亥为阴，即单数为阳，双数为阴。地支与五行相配也有两种情况，详见表2-2。

1.按照土藏于四方（四季）的理论

寅卯属木，午巳属火，辰未、戌丑属土，申酉属金，子亥属水。

2.按照地支化六气的理论

巳亥属木，子午、寅申均属火，丑未属土，卯酉属金，辰戌属水。

表2-2　天干地支五行配属表

五行 所属干支	木	火	土	金	水
方位干	甲乙	丙丁	戊己	庚辛	壬癸
五运干	丁壬	戊癸	甲己	乙庚	丙辛
方位（四时）支	寅卯	午巳	辰未、戌丑	申酉	子亥
六气支	巳亥	子午、寅申	丑未	卯酉	辰戌

三、冬至、大寒、立春三点的意义有什么不同

首先从天文学背景看，冬至日是太阳直射点到了南回归线，是一年中太阳直射点的最南端，也是太阳视运动的最南端，黄道的最南端，立杆测日影最长，北半球白天最短，夜晚最长，太阳直射点从这时开始向北折返。大寒日从天文学角

度看是太阳直射点离开南回归线逐渐北移，太阳在黄道上逆时针向北转了30°。立春日是太阳直射点继续北移，太阳在黄道上逆时针向北转了45°。

从地气物候的角度来看，虽然冬至日太阳的直射点到达了南回归线，即对于北半球来说是全年的最南端，北半球的气候也已经是冬季，但是此时尚不是最冷的时节。大寒日是冬至后的30日，这时尽管太阳直射点已经开始北移，但是北半球地面温度却是一年中最低的时候，从此之后气温将逐渐回升。立春日是冬至日后45日，这时北半球天气开始转暖，万物开始复苏，春天开始了。

因此从天文（天）、地气（地）、物候（人）的角度可以发现，冬至、大寒、立春是具有不同意义的。

冬至日是太阳到达了黄道的最南端，开始向北折返，日影最长，白天最短，夜晚最长。从冬至以后白天就开始越来越长，因此冬至日是天道阴极阳生的重要节点，它代表了天道一阳生。

大寒日是北半球地面的温度最低，天气最冷的时候，同时也代表着地面温度即将开始上升，因此大寒日是地气阴极阳生的重要节点，它代表了地道一阳生。

立春日是二十四节气的开始，是春季的开始，万物开始复苏，人体在脉象上开始有所反映，正如《素问·脉要精微论篇》中说："是故冬至四十五日阳气微上，阴气微下；夏至四十五日阴气微上阳气微下，阴阳有时，与脉为期，期而相失，知脉所分。"因此立春日是人气在一年中阴极阳生的重要节点，它代表了人气一阳生。

明白了冬至、大寒、立春的区别，那么在选择运气历法岁首的时候就比较容易理解了。后面当我们谈到干支年份开始时间的时候，就必须明确一岁是从什么时间开始的。比如壬寅年是从哪一天开始的呢？中国的起岁，夏朝是从立春起岁，商朝是从大寒起岁，周朝是从冬至起岁。我们前面说了冬至代表"天道一阳生"，大寒代表"地气一阳生"，立春代表"物候人气一阳生"。因为五运六气关注的是人、是生命，不是气候本身，而是受气候影响之下的人，所以运气历法是将立春作为岁首，二十四节气也是从立春开始，这就是一例证。因此我们后面再讲某一干支年的五运或六气起始的时候，都应该以立春作为起点。大寒是地气一阳生，是气候开始变暖（阳）了，并不是人气一阳生的开始。但是由于天道变化每年不同，气候也有早有晚，因此人气的实际起始也会随之呈现有早有晚，所以如唐朝王冰所说，从立春前15日的大寒开始观察脉气的变化是很有实际意义的。正如《黄帝内经》中所说："阴阳有时，与脉为期，期而相失，知脉所分。"但是王冰所说的候气从大寒开始，并不代表五运六气理论，所采用的历法是从大寒开始的岁气历，这一点十分重要！

第二节　五　运

一、什么是岁运

岁运，又称中运、大运，指统管全年的五运之气，它可反映全年的气候特征、物候特征及发病规律等情况。岁运是五运的基础，可根据岁运的五行特性和生克关系，对当年气候变化的整体情况做出大概的判断。

岁运由年干确定，各年岁运以五行相生（即木、火、土、金、水）为序轮转，太过不及之岁相互更替。岁运按五行每五年轮转、按天干每十年一个周期。每运所主管的一年之气的变化各有特点。

岁运一般用以说明当年全年气候的变化情况和脏腑变化的大致情况，各运的特点与其五行一致，该年的气候变化和人体脏腑的变化可能会表现出与其相应的五行特性，因此可以根据岁运的太过不及预测气候变化和对人体的影响。

其实五运六气讲究的是天人一体，它并不是只看天象或只关注于星体，中国的天文学，它除了星体之外，还关注天象跟人事的关联。岁运太过不及，它就可以测知气候的变化和对人体的影响。岁运因为它定全年的总基调，全年的运的基调也是气候的基调，同时也和脏腑有联系。比如土运太过，它表现为湿气流行，雨水就比较多；金运太过表现为燥气流行，雨水相对就少；水运太过就表现为寒气流行，气温就偏低；木运太过表现为风气流行，大风天就比较频繁；火运太过表现为炎暑流行，天气就会特别热。岁运不及时，土运不及则木克土，就会出现风乃大行；金运不及则火克金，就会出现炎火大行；水运不及则土克水，就会出现湿乃大行；木运不及则金克木，就会出现燥乃大行；火运不及则水克火，就会出现寒乃大行，详见表2-3。

表2-3　岁运太过不及影响气候变化表

五运	太过	不及
土	（甲）雨湿流行	（己）风乃大行
金	（庚）燥气流行	（乙）炎火大行

续表

五运	太过	不及
水	（丙）寒气流行	（辛）湿乃大行
木	（壬）风气流行	（丁）燥乃大行
火	（戊）炎暑流行	（癸）寒乃大行

岁运对人体生理、病理的影响具体表现在两方面。其一，岁运太过之年，所克之脏、本脏易发病，如《素问·气交变大论篇》中说："岁木太过，风气流行，脾土受邪。民病飧泄食减，体重烦冤，肠鸣腹支满，上应岁星。甚则忽忽善怒，眩冒巅疾。化气不政，生气独治，云物飞动，草木不宁，甚而摇落，反胁痛而吐甚，冲阳绝者死不治，上应太白星。"这段文字讲的是木运太过之年，容易出现"飧泄食减，体重烦冤，肠鸣腹支满"等脾土受邪的病证，以及"忽忽善怒，眩冒巅疾""反胁痛而吐甚，冲阳绝"等肝气上冲的病证。首先我们要明确五行与五脏的对应关系，木对应肝，土对应脾，火对应心，金对应肺，水对应肾，而岁运太过的年份特别需要考虑的脏是岁运所属五行对应的脏，就是太过的那一脏，即所谓的"本脏受邪"。还有所克那一行对应的脏腑表现出的病证一般会比本脏病证更明显。其二，岁运不及之年，本脏、克我之脏易发病，如《素问·气交变大论篇》中说："岁木不及，燥乃大行，生气失应，草木晚荣，肃杀而甚，则刚木辟着，柔萎苍干，上应太白星。民病中清，胠胁痛，少腹痛，肠鸣溏泄，凉雨时至，上应太白星，其谷苍。"又说："上临阳明，生气失政，草木再荣，化气乃急，上应太白、镇星，其主苍早。复则炎暑流火，湿性燥，柔脆草木焦槁，下体再生，华实齐化，病寒热疮疡痱胗痈痤，上应荧惑、太白，其谷白坚。白露早降，收杀气行，寒雨害物，虫食甘黄，脾土受邪，赤气后化，心气晚治，上胜肺金，白气乃屈，其谷不成，咳而鼽，上应荧惑、太白星。"木运不及，木所对应的肝本身最容易受邪，其次是克它的那一行，即金受邪，因此肺脏容易受邪。

二、什么是主运

主运就是主持一年的五季之运，即指季节运，就是把全年分为五个季节，五运之气分别主管一年五时的运，表示每年气候的一般常规变化，即春暖、夏热、长夏湿、秋燥、冬寒。主运的五个季运有固定次第，亦称为五步。主运每运（步）主一时（即一个季节），依五行相生的顺序，始于木运，终于水运，年年不变，分别固定主管一个季节。

五运主五时，每运主时为七十三日零五刻，也称为"一步"，合计三百六十五日零二十五刻，正合周天之数。各年主运相应步位之运的太过不及与该年岁运的太过不及是一致的，以此来确定主运的太过不及。五运六气所用的历法是岁气历，一个岁气年要从立春开始算起，也要到立春结束，这样才算是一个岁气年。从立春开始的话，推算七十三天零五刻，就是下一个二运的开始，然后再进一步就是三运、四运、五运，依次类推。所以木为初运应春，火为二运应夏，土为三运应长夏，金为四运应秋，水为终运应冬，详见图2-2。

主运形成的天文学背景是地球公转使太阳直射点在地球南北回归线之间来回移动，从而形成了地球的四季。而地球绕着的太阳公转轨道不是一个正圆，而是一个椭圆，所以它有近日点和远日点。冬季地球处于近日点附近，即冬天的时候我们反而离太阳近，而夏天的时候我们离太阳远。在黄河中下游地区，因为低纬度，夏季就多出了好多天，即夏季时间明显较长，因此将夏季后半段作为长夏季节，长夏季节气候比夏季多了"湿"的特点，所以将一年分为五个季节，根据主运，可以了解每年各个季节运中气候的常规变化，此外，主运还可以帮助分析客运。

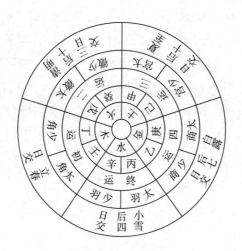

图2-2 主运图

三、什么是客运

客运，指一年五个时间段（五季），由于年干的不同而出现具有该岁气年特点的气候变化规律。客运与主运相对而言，也是主时之运。客运每运主一时（即一个季节），五运分主一年五时，每运各主七十三天零五刻，合计三百六十五日零二十五刻，客运和主运是平行叠加的。虽然客运亦是按五行相生之序，遵循太少相生的规律，但各年客运的五步之运会随着各年岁运的五行属性不同而发生相应变化。因为客运五步各时段气候的变化因年份不同而呈现出在常规春暖、夏热、长夏湿、秋燥、冬寒的气候上的临时性的变异气候变化，如客之往来，故名客运。客运的天文学背景是除了太阳之外的由于其他星体排列组合的不同出现不同年份的气候异常变化。

四、什么是五音建运

五音建运是主运的一种推算方式。五音，即角、徵、宫、商、羽。五音建运，即以五音为符号，并用五音角、徵、宫、商、羽分别代表木、火、土、金、水五运，推算主运的太少相生关系。

关于五音，不能简单理解为五个音节，比如现在说的do、re、mi、sol、la。现代通常将"音"与"声"并称为"声音"。但依据《礼记·乐记》中记载，声与音之间是存在细微差别的，如《洪武正韵序》中言："夫单出为声，成文为音，音则自然协和，不假勉强。"《礼记·乐记》中又言："变成方，谓之音。方，谓文章，声既变转和合，次序成就文章谓之音。音则今之歌曲也。"这就表明五音是一种调式，非单一的五声音阶。一种调式中，主声发挥主要作用，其余四声发挥辅助作用。

《灵枢·邪客》中说："天有五音，人有五脏。"由此可见，五音应该是既能反映天的信息又可以反映人的信息，它是沟通天人关系的一种途径。这也许就是运气学说中为什么用五音来描述五运的原因了。

五、五运的推算方法是什么

五运的推算包括岁运的推算、主运的推算和客运的推算。

（一）岁运的推算

岁运由每年的年干确定，各年岁运以五行相生为序轮转，太过不及之岁交，相互更替。岁运按五行每五年轮转，按天干十年一个周期。岁运与天干的对应关系如天干化五运的歌诀，"甲己化土乙庚金，丁壬化木水丙辛，戊癸化火为五运，五运阴阳仔细分"。

具体来说，甲年和己年是土运之年，乙年和庚年是金运之年，丙年和辛年是水运之年，丁年和壬年是木运之年，戊年和癸年是火运之年。

另外，岁运还有太过不及之分。年干为阳干就是岁运太过之年，年干为阴干就是岁运不及之年。例如，甲是阳干，己是阴干，所以甲就是阳土，己就是阴土，故甲年岁运为土运太过，而己年为土运不及。以此类推，乙年为金运不及之年，庚年为金运太过之年，丙年为水运太过之年，辛年为水运不及之年，丁年为木运不及之年，壬年为木运太过之年，戊年为火运太过之年，癸年为火运不及之年，详见表2-4。

表2-4　天干化五运、阴阳、太少对照表

	甲	乙	丙	丁	戊	己	庚	辛	壬	癸
阴阳	阳	阴	阳	阴	阳	阴	阳	阴	阳	阴
岁运	土	金	水	木	火	土	金	水	木	火
太少	太	少	太	少	太	少	太	少	太	少

（二）主运的推算

主运的推算运用了五音建运的方法，就是用角、徵、宫、商、羽的太少来表述主运的五步。角为初运应春，徵为二运应夏，宫为三运应长夏，商为四运应秋，羽为终运应冬，周而复始。主运五步代表了一年固定的季节变化，年年不变。

主运虽然五步的顺序不变，但是不同年份却存在每一步太过、不及的不同。这主要是通过岁运来决定的，各年主运相应步位之运的太过不及与该年岁运的太过不及是一致的，且主运五步是依据太少相生的顺序依次出现。比如甲年为土运，甲是阳干，因此甲年就是土运太过，土为宫音，因此在三之运上就是太宫，依据太少相生的规律，它前面就是少徵，它再前面就是太角，那么它后面就是少商，它再后面就是太羽，甲年五季之主运分别是初之运太角、二之运少徵、三之运太宫、四之运少商、五之运太羽，依次类推。再如乙年，乙庚为金运，乙是阴干，因此乙年就是金运不及。金为商音，为四之运，因此在四之运上就是少商，依据太少相生的规律，它前面就是太宫，它再前面就是少徵，少徵再前面就是太角，那么它后面就是太羽，乙年五季之主运分别是初之运太角、二之运少徵、三之运太宫、四之运少商、五之运太羽，详见图2-2。

（三）客运的推算

客运的推算是先以年干定岁运，之后以该年岁运的太过与不及来确定客运的初运及其太少，即把当年的岁运作为客运的初之运，再按五音太少相生求出其他四步及其太少。但特别需要注意的是，客运太少相生仅限于客运初运所在的这一个五行周期之内的从角至羽。如甲年岁运是土运太过，那么客运的初运就是太宫，之后就以太宫为基准，以太少相生向后推求至羽，便可知甲年客运的初之运为太宫，二之运为少商，三之运为太羽，四之运为太角，终之运为少徵。再如丙年，丙年岁运是水运太过，因此客运的初之运就为太羽，之后就以太羽为基准，以太少相生向后推求至羽，便可知甲年客运的初之运为太羽，二之运为太角，三之运为少徵，四之运为太宫，终之运为少商，详见表2-5、表2-6。

表2-5　甲年主运客运太少对比表

运气	初之运	二之运	三之运	四之运	终之运
主运	太角	少徵	太宫	少商	太羽
客运	太宫	少商	太羽	太角	少徵

表2-6　丙年主运客运太少对比表

运气	初之运	二之运	三之运	四之运	终之运
主运	太角	少徵	太宫	少商	太羽
客运	太羽	太角	少徵	太宫	少商

六、从公历年数如何推算岁运

（一）年干的公式推算法

已知公元年，求年干的方法。公式=（公元年数-3）÷60，求所得的余数（注：此余数为整数）。

余数的个位即是年干代数（0代表10），查询年干代数对应天干表，得到年干。如1996年，代入公式（1996-3）÷60=33余13。余数的个位是3，所以1996年是丙年，详见表2-7。

表2-7　年干代数对应天干表

代数	1	2	3	4	5	6	7	8	9	10
天干	甲	乙	丙	丁	戊	己	庚	辛	壬	癸

（二）简单方法

关于阳历年推算年干岁运还有一种简单的方法，即可以通过阳历年的尾号推算当年的岁运。阳历年的尾号是从零到九这十个数字，天干"甲、乙、丙、丁、戊、己、庚、辛、壬、癸"也是十个。所以阳历年的尾数与十个天干是固定搭配的，如下表所示。当你把六十甲子排序出来，然后对应各个阳历年的时候，就会发现，阳历年尾数是双数的对应的是阳干，即零、二、四、六、八是阳干，是岁运太过，阳历年尾数是单数的对应的是阴干，即阴干是一、三、五、七、九，是岁运不及。

　　阳历年尾数是1和6对应的是水运，1为水运不及，6为水运太过。

　　阳历年尾数是2和7对应的是木运，7为木运不及，2为木运太过。

　　阳历年尾数是3和8对应的是火运，3为火运不及，8为火运太过。

　　阳历年尾数是4和9对应的是土运，9为土运不及，4为土运太过。

　　阳历年尾数是5和0对应的是金运，5为金运不及，0为金运太过。

　　如阳历年1994年、2004年、1984年，尾号均为4，年份就为甲年，为土运，双数为阳干，于是推求出这几年为土运太过之年，详见表2-8。

表2-8　阳历年尾数对应天干表

阳历尾数（年尾数）	1	2	3	4	5	6	7	8	9	0
五行	水	木	火	土	金	水	木	火	土	金
阴阳	阴	阳	阴	阳	阴	阳	阴	阳	阴	阳
天干	辛	壬	癸	甲	乙	丙	丁	戊	己	庚

第三节　六　气

一、什么是主气

　　主气，即主时之气，指一年六个时段的常规气候变化规律。因其属常规变化，故年年如此，恒居不变，静而守位。主气与主运类似，是将一年分为六个时段（即六步），即初之气厥阴风木，二之气少阴君火，三之气少阳相火，四之气太阴湿土，五之气阳明燥金，终之气太阳寒水。六气六步分主一年二十四节气，每步主四个节气，共六十天零八十七刻半。正如本章第一节所述，按照运气历法，每岁从立春开始，因此从立春到春分是初之气，从清明到小满是二之气，从芒种到大暑是三之气，从立秋到秋分是四之气，从寒露到小雪是五之气，从大雪到大寒是终之气，每一步气对应四个节气，详见图2-3。

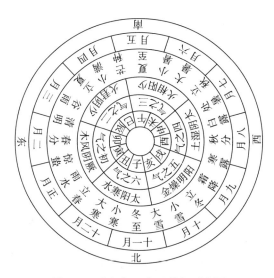

图2-3 主气与二十四节气对应图

二、什么是客气

客气，亦是主时之气，指一年六个时段随年支的不同而呈现的具有该年特点的气候变化规律。由于其随年支的不同而变化，犹如客之往来，故称客气。客气和主气虽然都是把一年分成六步运行，但是两者运行的次序完全不同。主气的六步气顺序是初之气厥阴风木，二之气少阴君火，三之气少阳相火，四之气太阴湿土，五之气阳明燥金，终之气太阳寒水。这个顺序年年不变。但客气会按照一阴厥阴风木、二阴少阴君火、三阴太阴湿土、一阳少阳相火、二阳阳明燥金、三阳太阳寒水顺时针顺序，并因不同年份的岁支在六步位置上发生变化。比如子午年，如下图2-4，初之气即为太阳寒水，二之气为厥阴风木，三之气为少阴君火，四之气为太阴湿土，五之气为少阳相火，终之气为阳明燥金。

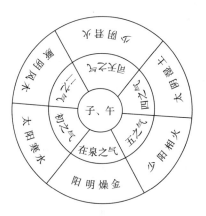

图2-4 子午之岁客气六步图

三、什么是司天

司天，指轮值主司天气。司天象征在上，主上半年的气候变化，也称岁气，故《素问·六元正纪大论篇》中云："岁半之前，天气主之。"天气，即指司天之气。司天的位置在六步气运的三之气位置上。

因为司天属于客气系统，因此每年在三之气即司天位置上的气是根据年支来定。熟悉干支纪年的人会发现，司天的顺序就是按照客气六气的顺序每年更替。比如，如果本年是厥阴风木司天，之后就是少阴君火司天、太阴湿土司天、少阳相火司天、阳明燥金司天、太阳寒水司天、厥阴风木司天，依次类推。

四、什么是在泉

在泉之气也是岁气，统管下半年的气候变化，主管下半年气候的客气。在终之气的位置处。故《素问·六元正纪大论篇》中云："岁半之后，地气主之。"地气，指在泉之气。在泉与司天之气阴阳相对，即一阴司天，必然是一阳在泉，二阴司天，必然是二阳在泉，三阴司天，必然是三阳在泉，详见表2-9。

表2-9　司天在泉对应表

司天	厥阴风木	少阴君火	太阴湿土	少阳相火	阳明燥金	太阳寒水
在泉	少阳相火	阳明燥金	太阳寒水	厥阴风木	少阴君火	太阴湿土

五、什么是左右间气

客气六步，除司天在泉外，其余的初之气、二之气、四之气、五之气，统称为间气。《素问·至真要大论篇》中云："帝曰：间气何谓？岐伯曰：司左右者，是谓间气也。"说明司天、在泉的左右之气均为间气，间气能说明所主时段的气候异常变化。间气有四，分别位于司天、在泉的左右，有司天的左间右间，在泉的左间右间。司天的左右间气面北而定，在泉的左右间气面南而定。因此，司天之气的左间为四之气，右间为二之气；在泉之气的左间为初之气，右间为五之气，详见图2-5。

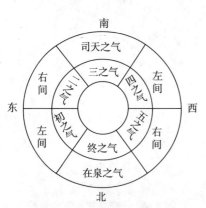

图2-5　左右间气示意图

六、如何确定司天

各年的司天之气凭年支和地支纪气规律求得。客气司天之气的歌诀如下，"子午少阴化君火，丑未太阴湿土分，寅申少阳化相火，卯酉阳明化燥金，辰戌太阳化寒水，巳亥风木为厥阴"。

即子年和午年是少阴君火司天，丑年和未年是太阴湿土司天，寅年和申年是少阳相火司天，卯年和酉年是阳明燥金司天，辰年和戌年是太阳寒水司天，巳年和亥年是厥阴风木司天。

七、六气与地支的关系是什么

六气中主气不受地支影响，分为六步，分主一年二十四节气，每步主四个节气，共六十天零八十七刻半。每年按照"初之气，厥阴风木；二之气，少阴君火；三之气，少阳相火；四之气，太阴湿土；五之气，阳明燥金；终之气，太阳寒水"六步依次运行，年年如此，恒居不变，静而守位。

客气随年支的不同而变化，推算时需要根据年支推出当年的司天之气和在泉之气，进而推求出当年的左右四间气。

八、什么是客主加临

客主加临，即将每年轮值的客气加临在固定的主气六步之上。也就是将某年的主气与客气在每年时间相位上一一对应。临，以上对下之意，有会合的意思。主气能反映一年气候的常规变化，客气能反映一年气候的流年变化，因此，把随年支而变的客气与固定不变的主气两者加临在一起综合分析该年可能出现的气候特征，该方法叫客主加临。

客主加临用来推测该年四时气候的常与变。有相得、不相得、君相二火加临这三种情况。

1.相得

将客气加于主气之上，凡主客之气为相生关系，或者主客同气，便为相得。

2.不相得

如果主客之气表现为相克关系，便为不相得。凡相得，则气候正常，人体不易发生疾病。不相得，则气候异常，容易引起疾病的发生。在不相得之中，主客相克又有顺和逆。凡客气胜（克）主气为顺，主气胜（克）客气为逆。《素问·至真要大论篇》:"主胜逆,客胜从。"从,即顺和的意思。因为主气主常令,固定不变。客气轮流值年,主时是短暂的。

3.君相二火

如果君火与相火加临,则君火为主,相火为从。当君火为客气加临于相火(主气)时,为顺;而当相火为客气,君火为主气,相火加临于君火之上时,便为逆。此即所谓"君位臣则顺,臣位君则逆"。"顺"代表本步所主气候变化不大,"逆"则表示变化大,详见表2-10。

表2-10 癸卯年客主加临

癸卯年	初之气	二之气	三之气 (司天)	四之气	五之气	终之气 (在泉)
主气	厥阴风木	少阴君火	少阳相火	太阴湿土	阳明燥金	太阳寒水
客气	太阴湿土	少阳相火	阳明燥金	太阳寒水	厥阴风木	少阴君火
客主加临(相得,不相得)	不相得	相得	不相得	不相得	不相得	不相得
顺逆	逆	逆	逆	逆	逆	逆

九、如何从公历年份推算岁支

(一)岁支的公式推算法

已知公元年,求岁支的方法。公式=(公元年数-3)÷60,求所得的余数(注:此余数为整数)。

余数减12的倍数,即得岁支代数(0代表12,大于12才减)。查询岁支代数对应地支表,得到岁支,如1996年,代入公式,(1996-3)÷60=33,余13。余数-12=1,所以1996年是丙子年,详见表2-11。

表2-11 岁支代数对应地支表

代数	1	2	3	4	5	6	7	8	9	10	11	12
地支	子	丑	寅	卯	辰	巳	午	未	申	酉	戌	亥

(二)简单推算法

简单推算法又称刘氏快速推算法,该种方法适用于1900年以后的岁支推算。可以将子、丑、寅、卯、辰、巳、午、未、申、酉、戌、亥十二个地支,看作钟

表十二个时辰，详见图2-6。

公式＝年数－1900＝余数A，余数A÷12＝N+余数B
（与时辰地支对应）

比如说1996年，1996年减去1900剩下96，96再除以12它正好是被整除，余数为零，零就在子位上，子就是当年的地支。

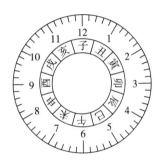

图2-6　地支钟表对应图

第四节　运气加临

一、运和气叠加的形式有哪些

正如我们第一章介绍的五运和六气的概念，五运和六气其实反映了两个维度，五运是天干推算出来的，反映了地之阴阳，六气是地支推算出来的，反映了天之阴阳。即如《素问·天元纪大论篇》中所说："上下相召奈何？鬼臾区曰：寒暑燥湿风火，天之阴阳也，三阴三阳上奉之。木火土金水火，地之阴阳也，生长化收藏下应之。"因为人生活在天地之间，所以是运与气相叠加的结果，也是天地相互影响的结果。五运和六气，在六十年一甲子的变迁中是用天干与地支相配合的方式体现出来的，也就是说，天干化五运，地支纪六气。天干地支，它代表了天和地，这里边蕴含了天地的信息。五运六气所用的历法（岁气历）用的正是干支相配，因此干支年份即代表着运气相合，是天地信息的共同体现。

因为五运与六气都有其五行属性，所以在结合运用中，运和气之间就会表现出相互的作用变化，如果运和气五行属性相同，进而产生五行效应的叠加，就为运气同化，如果运和气的五行属性不同，就为运气异化，如果运和气的作用未产生偏颇，即为平气。因此运和气叠加的形式有三，即运气同化、运气异化和平气。

二、什么是运气同化

所谓同化，就是指岁运与岁气同类而化合的意思。如木同风化，火同暑热化，土同湿化，金同燥化，水同寒化。运气同化的类型共有五种，分别为天符、岁会、同天符、同岁会、太乙天符。

三、什么是天符年

天符，是指岁运之气与司天之气的五行属性相符合。《素问·天元纪大论篇》中说："应天为天符。"逢天符之年，岁运助力客气司天之气，司天之气对气候的影响比其他年份更明显，气候变化剧烈。如己丑、己未之年，土与湿土同化；戊寅、戊申、戊子、戊午之年，火与暑热同化；乙卯、乙酉之年，金与燥同化；丁巳、丁亥之年，木风同化；丙辰、丙戌之年，水寒同化。在一甲子六十年中，有十二个天符之年。

天符之年的推算方法如下。一是先求年干，据"十天化运"的规律，求出该年的岁运；二是求年支，据"十二支化气"的规律，求出该年的岁气，即司天之气；三是将岁运与岁气进行五行属性比较，如果二者的属性相同，那么该年即是天符之年。

四、什么是岁会年

岁会，是指岁运与岁支的五行属性即岁支所示的五方五行属性相同，便称为岁会。《素问·六微旨大论篇》中说："木运临卯，火运临午，土运临四季，金运临酉，水运临子，所谓岁会，气之平也。"所谓"临"，就是本运加临于本气。如丁卯年，丁为木运，卯在东方属木的正位，故称"木运临卯"。戊午年，戊为火运，午在南方属火的正位，故称"火运临午"。甲辰、甲戌、己丑、己未四年，甲、己为土运，而辰、戌、丑、未属土，分别寄旺的东南方、西南方、东北方、西北方，又恰是四季之末，故称"土运临四季"。乙酉年，乙为金运，酉为西方属金的正位，故称"金运临酉"。丙子年，丙为水运，子在北方属水的正位，故称"水运临子"。六十年中，形成岁会者有八年。其中戊午、乙酉、己丑、己未四年又是太乙天符年。所以在岁会之年，单纯的岁会年气候变化相对平和，但是同属于太乙天符年的四个岁会年气候变化就会非常强烈。

"岁会"之年的推算方法如下。一是先求年干，再根据"十干化运"的规律，求出该年的岁运；二是求出该年岁支，根据"东方卯木，南方午火，西方酉金，北方子水，辰戌丑未中央土"的规律，与岁运五行属性比较，相同者即是"岁会年"。这需要说明的是，在《黄帝内经》中所认为的岁会年，地支除了辰戌丑未为土，其余地支只考虑四方正位的地支。因此岁会只有八年。壬寅年就不是岁会年。

五、什么是太乙天符年

太乙天符，是指既是天符，又是岁会的年份。即值年岁运、司天之气、年支五行属性三者均相符合。太乙天符之年，气候变化特别剧烈。《素问·六微旨大论篇》中说："天符岁会何如？岐伯曰：太乙天符之会也。"在六十年中，戊午、乙酉、己丑、己未四年，均属太乙天符，太乙天符是指岁运与司天之气、岁支之气的五行属性三者相合，共同主令，即《素问·天元纪大论篇》中所说的"三合为治"。例如戊午年，戊为火运，午为少阴君火司天，这既是岁运与司天之气同气的"天符"，又是岁运与岁支同气居于南方正位的"岁会"。

在运气同化的关系中，虽有天符、岁会、同天符、同岁会、太乙天符的区别，但都是用以说明运和气五行属性相同的年份，因为其造成一气偏胜独治，这样就更容易给人体和其他生物造成危害。

六、什么是同天符年

凡逢阳干之年，太过的岁运之气与客气的在泉之气相和而同化者，称同天符。六十年中甲辰、甲戌、壬寅、壬申、庚子、庚午六年属于这种情况。比如甲辰、甲戌，甲为太宫用事，属土运太过，而在泉之气又是太阴湿土，于是太过的土运与湿气相合而同化，形成同天符年。同天符之年与天符之年一样，气候变化也会较强。

七、什么是同岁会年

凡逢阴干之年，不及的岁运与客气的在泉之气相合而同化者，称同岁会。六十年中，癸卯、癸酉、癸巳、癸亥、辛丑、辛未此六年属于这种情况。比如辛丑、辛未年岁运为水运不及，丑、未是太阳寒水在泉，不及的岁运与在泉之气相合而同化。岁运不及之年，岁支之气得到客气在泉之气的资助，因此同岁会年与纯岁会之年一样，气候变化相对较平和。

八、什么是运气盛衰

运与气结合，除上述运气同化形式以外，当运和气五行属性不一致时，还要根据运和气的五行生克关系来判定运和气的盛衰。根据运气的盛衰可以推算出各年运气变化的主次，包括运盛气衰和气盛运衰。

运盛气衰指运生气或者运克气者，如己卯年，岁运为土运不及，司天之气为阳明燥金，土生金，为运生气，则运盛气衰。运盛气衰的年份，在分析当年变化时，以运为主，以气为次，就是指运占主要地位，而气占次要地位的。运盛气衰又分小逆和不和。

气盛运衰指气生运或者气克运者，如己亥年，岁运为土运不及，司天之气为厥阴风木，木克土，为气克运，则气盛运衰。气盛运衰的年份，在分析当年变化时，以气为主，以运为次。气盛运衰又分顺化和天刑。

九、什么是小逆与不和

小逆与不和二者均是运盛气衰的两种形式。小逆及不和之年，气候变化较大。

小逆是指运生气，即岁运的五行属性化生司天之气的五行。如壬申年，岁运为木运，司天为少阳相火，木生火，运生气，为小逆。

不和是指运克气，即岁运的五行属性克制司天之气的五行。如乙亥年，岁运为金运，司天为厥阴风木，金克木，运克气，为不和。

十、什么是顺化和天刑

顺化和天刑二者均是气盛运衰的两种形式。

顺化是指气生运，即司天之气的五行属性化生岁运的五行。顺化之年，气候变化较为平和。如甲子年，岁运为土运，司天为少阴君火，火生土，气生运，为顺化。

天刑是指气克运，即司天之气的五行属性克制岁运的五行。天刑之年，气候变化一般比较剧烈。如己巳年，岁运为土运，司天为厥阴风木，木克土，气克运，为天刑。

十一、运气加临分析的要点是什么

首先，在推算出岁运和司天在泉的基础上，判断岁运与司天在泉是运气同化还是运气异化。如果是运气同化，则分析其属于天符、岁会、同天符、同岁会、太乙天符中的哪一种。如果是运气异化，则根据运气的盛衰推算出各年运气变化的主次、运盛气衰的年份。运盛气衰的年份，在分析当年变化时，便以运为主，以气为次。反之，气盛运衰的年份，在分析当年变化时，便以气为主，以运为次。

其次，根据运气关系可以进一步分析各年气候的复杂变化，进而对民病有一个基本的认识。根据五运六气、五行属性的生克关系，在六十年中可以分为五种不同类型的年份。即气生运为"顺化"，气克运为"天刑"，运生气为"小逆"，运克气为"不和"，运气相同则为"天符""岁会""太乙天符""同天符""同岁会"。顺化、岁会、同岁会之年，变化较为和平；小逆及不和之年，变化较大；天刑之年，变化剧烈；天符、同天符之年，变化较一般年份为甚；太乙天符之年，气候变化最为剧烈，民病也易暴毙。

十二、什么是平气

平气是运气相合中的重要概念。平气为"无过"者也。《素问·六节藏象论篇》中载："帝曰：平气何如？岐伯曰：无过者也。"如何为"无过"，在《素问·五常政大论篇》中有详细论述，书中指出五运有平气、太过和不及三种状态。五运的平气各有其名，即"木曰敷和，火曰升明，土曰备化，金曰审平，水曰静顺"。书中并指出平气的特点是"生而勿杀，长而勿罚，化而勿制，收而勿害，藏而勿抑"，即平气之年气候应该平和，万物生化正常，无太过、不及之弊。可是大家都知道，天干化五运，不是太过就是不及，并不存在平气。这也就是说，平气并不是单就五运而谈，而应是一种天地运气条件综合评价的结果。《黄帝内经》中对于平气之年有如下两种论述。

（一）岁会年为平气之年

《素问·六微旨大论篇》中云："帝曰：何为当位？岐伯曰：木运临卯，火运临午，土运临四季，金运临酉，水运临子，所谓岁会，气之平也。"书中指出以上年份称之为岁会，也是平气之年，具体来说是指当岁运与地支的五方五行的属性相同且属正位时，为平气之年。

（二）平气为气至平和，当时而至

《素问·至真要大论篇》中云："帝曰：善，平气何如？至而和则平，至而甚则病，至而反则病，至而不至者病，未至而至者病，阴阳易者危。"此为从气至的正常与否，判断是否为平气，如果气至平和则为平气。另外，《素问·六节藏象论篇》中云："岐伯曰：求其至也，皆归始春，未至而至，此为太过……至而不至，此谓不及……所谓求其至者，气至之时也，谨候其时，气可与期，失时反候，五治不分，邪僻内生，工不能禁也。"这里则从气至的时间判断是否为平气，不当至而至则是太过，当至未至则是不及。

　　《黄帝内经》中对于平气的界定为"气至平和，当时而至"。但是《黄帝内经》中只提出岁会年为平气年的说法，岁会年中有四年为太乙天符之年，气候变化剧烈，显然与"平气"的界定存在相矛盾之处。正因为如此，后世医家对于平气年的推算一直处于混乱状态，有许多的争执，甚至有医家否定其存在。

　　2020年靳九成等学者从天体运行的周期性规律出发，提出了六曜论平气的观点。靳九成认为，如果没有六曜，即月亮、水星、土星、金星、火星、木星的干预，那么地球的气候年年都会一样，年年都是平气。正因为有了六曜的干预，才使得地球气候年年不同。而又因为六曜的共同回归周期是60年，因此形成了60年的甲子周期。靳九成提出应综合评估六曜所涉及的岁运、岁气司天及其正对化、在泉及其正对化、纳音五行这六大因素。若它们能相互冲抵，就可保持相对平气，否则就会产生"至而不至"或"未至而至"等异气，这为确定平气年推导开辟了科学的道路。

第三章 五运六气的天文学知识

第一节 概 述

一、五运六气的天文学知识与现代天文学知识的区别和联系是什么

天文学是运气学说的自然基础。五运六气理论之所以能够经久不衰，具有如此重大的指导意义，根本的原因在于五运六气理论不是凭空产生、主观臆造的，而是建立在雄厚的天文学基础之上。五运六气所采用的天文学知识是中国古天文学的知识。其实中国古天文学知识与现代天文学知识研究的对象都是一样的，都是研究宇宙中的天体运行及其规律，都属于自然科学。但是他们研究的方式不一样，关注的侧重点不一样。

中国古天文学的发展具有悠久的历史，自上古的三皇五帝时期就已经开始，现有的考古证据表明，在距今4000多年前的夏朝，就已经存在官方的天文台。中国古天文学研究的目的是探索天体变化对人和人类社会的影响规律，最终能够顺应天道，与天地和谐共存。所以中国的古天文学是天人之学，其所观察到的天文现象是要与人的健康或人的社会行为建立联系的。因此中国古天文学采用的是坐地观天的方式，记录的是天体的视运动。这是学习五运六气天文学知识时一定要记住的，这也是为什么在研究五运六气时不能简单地运用现代天文学知识的原因。

现代天文学知识就不能用了吗？也不完全是。有些现代天文观测数据对五运六气的研究也是有意义的。但是我们要了解现代天文学的特点，它更关注于天体本身的形态、质地、属性等，很少考虑此天体的运动变化对地球或者人类有什么影响，而且其更多的是从天体的真运动的角度描绘天体的运行。因此只要我们根据中国古天文学的特点，从天人观的思想转换一下思路，现代天文学是完全可以为五运六气所用的。

另外还需强调的是，天体是在不停地运动着的，中国古人所记录的天文现象和其规律是观察天象的古人在那个时代的天体状态，我们今天所看到的天体格局已经和几千年前古人看到的有很大的差异了，因此不能简单地把古人留下的星体

位置当成现在星体的位置，比如五气经天图中二十八星宿与节气的对应关系已经和我们现在不相符了，需要调整。要指出的是，虽然古今天体位置变了，但是观天的方法是古今都可以用的。古天文学所应用的方法，我们现在用，一样是好用的，不是说古天文学只能用于古代。我们对古天文学的学习重在掌握它对天体大周期规律的总结以及天体对人影响的相关结果。

因此我们只有掌握了天体运行的大规律，才能以不变应万变，才能了解五运六气理论产生的天文学背景，才能将古今贯通。

二、中国古代三大天文学派有哪些

中国古代天文学派有盖天说、浑天说、宣夜说三个大的学派。这三个学派也是从不同的角度塑造了宇宙模型，在五运六气理论中，这三种宇宙模型的思想均有所体现，但是以盖天说为主。

（一）盖天说

盖天说提出"天圆地方"模型，认为"天圆如张盖，地方如棋盘"，其代表著作是《周髀算经》。在盖天说的理论中，地球是平的，静止在中心，被一个旋转着的半球形天空笼罩。

（二）浑天说

浑天说是由汉朝著名的天文学家张衡提出的一种宇宙模型，他认为"天包地外，地居于中"，其代表作是《浑天仪注》，书中认为"浑天如鸡子。天体圆如弹丸，地如鸡子中黄，孤居于天内，天大而地小。天表里有水，天之包地，犹壳之裹黄。天地各乘气而立，载水而浮。"在这个模型中，张衡把宇宙比作一个鸡蛋，地球就是其中的鸡子黄，并创造了具有代表性的浑天仪。

（三）宣夜说

宣夜说表达的是一种"虚空"的宇宙模型，即地球被虚空包围，在这种虚空中，日月众星都是由气凝结而成的。正如《晋书·天文志》中所说："日月众星，自然浮生虚空之中，其行其止皆须气焉。是以七曜或游或往，或顺或逆，伏见不常，进退不一，由乎无所根系。"

三、什么是坐地观天视运动

在现代天文学里，太阳是太阳系的中心，地球和日月五星均是绕着太阳旋转的，这是天体的真运动。视运动和真运动是相对的。在天文学上，观测分析某个天体时，将其投影到天球上，在观测者看来，它就在天球上运动，称为天体的视运动。天体的视运动是反映天体真运动的一种表面现象。

坐地观天就是以地面观测者为中心，观察天体运行规律的观天行为。坐地观天所观测的天体运动其实就是天体的视运动。它是以地球为观察天体的中心，所有的星体看上去都是在绕着地球旋转。值得注意的是，我们所说的视运动与"地心说"不是同一个概念，视运动是天体运行的一种观测方式，而"日心说"或"地心说"都是关于天体运行情况的假说。

坐地观天的观测方法是最为原始和便捷的观天方法，它可以有效地观察天体的运行与人的关系。

四、什么是黄道、天赤道、白道

如果把天空想象成一个假想的大球，我们看到的天体都是这个大球上的投影，这个大球叫天球。

地球一年绕太阳转一周，我们从地球上看成太阳一年在天空中移动一圈，太阳这样移动的路线叫黄道，它是天球假设的一个大圆圈，即地球轨道在天球上的投影。

天赤道是天球上假想的一个大圈，位于地球赤道的正上方，也可以说是垂直于地球地轴把天球平分成南北两半的大圆，理论上有无限长的半径。相对于黄道面，天赤道倾斜23°26′，这是地轴倾斜的结果，见图3-1。

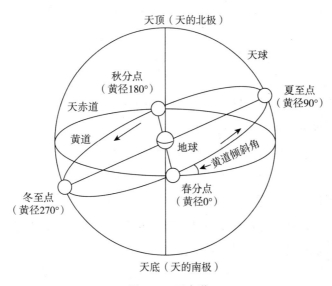

图3-1　天赤道

白道是月亮绕地球运行的轨道。在地球上看白道就是月球在天空中运行轨迹在天球上的投影。黄道和白道的夹角为5°，见图3-2。

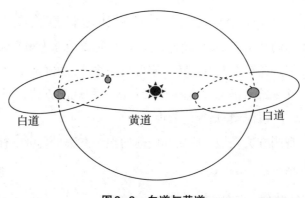

图3-2　白道与黄道

第二节　阴阳五行的天文学背景

一、太阳的视运动特点是什么

《素问·六微旨大论篇》中有段文字："此所谓气之标，盖南面而待也。故曰：因天之序，盛衰之时，移光定位，正立而待之，此之谓也。"这段文字的解读就需要用到太阳视运动的知识。

太阳的视运动包括太阳周日视运动（即太阳一天之中的视运动）和太阳周年视运动（即太阳一年中的视运动）。在地球上观察太阳的视运动必须要考虑观测者所在的位置，从而决定面南还是面北。中华文化的发源地在黄河中下游地区，基本处于北回归线以北的区域，因此黄帝设明堂，面南观测日月五星、二十八星宿。因为太阳在南北回归线之间往返，所以在北半球北回归线以北的人观测太阳应该面南，而在南半球南回归线以南的人则应该面北了。因此中国传统的坐标系上南、下北、左东、右西的产生，是有实际观测意义的。

太阳的周日视运动是因为地球自转造成的，观测时观测者面南观天，左为东，右为西。人们每天看到太阳东升西落，于是我们看到的太阳是顺时针方向右旋的，因为地球是逆时针方向左旋自转的。

太阳的周年视运动是基于地球公转的结果，不同于周日视运动，太阳的周年视运动是逆时针方向左旋的，太阳的周年视运动在天空上会呈现出一个八字回旋的路径（如图3-3）。冬至日太阳直射点在南回归线，在北半球正午太阳高度最低，正午日影指北最长，太阳在偏南方向。夏至日太阳直射点在北回归线，此时正午日影最短，太阳在偏北方向。春分和秋分之时太阳直射赤道。综合来看，全年太阳在天上是做了一个八字回旋运动，详见图3-4。

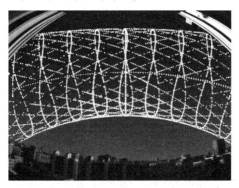

图3-3　太阳周年不同时间在天上的轨迹

注：该图是运用太阳观测记录仪记录的同一地点全年每天的太阳的位置

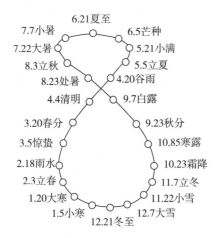

图3-4　太阳八字回旋运动图

二、阴阳的天文学背景

关于阴阳的本意，《说文解字》中曰："阴，暗也。水之南，山之北也。阳，高、明也。"阴代表昏暗无光的意思，如水之南、山之北的昏暗之地，阳则与阴相对，是明亮的意思，即太阳光照射到的地方为阳。因此最早阴阳概念的产生与太阳是密不可分的。很多人认为阳是太阳、阴是月亮，认为日月是阴阳的天文学背景。当然因为月亮通常被人们认为是夜间出现的星体，因此用它来代表夜晚，这是可以理解的。但是从阳代表光明、温暖、运动、上、东方、南方等和阴代表黑暗、寒冷、静止、下、西方、北方等寓意来看，月亮是阴的天文学背景就显得较为牵强。月亮本身也有朔望之分，其亮度也在发生变化，它的光芒是来自对太阳光的反射，而且每当下弦月的时候，白天也可以在天上看到月亮。月亮对地球的作用主要表现在对地球的引潮力上，月亮对地球的引潮力是太阳对地球引潮力的2.19倍，因此它影响了地球的潮汐。地球阴阳的主要决定天体是以太阳为主。

正因为太阳是阴阳产生的主要来源，因此一天内太阳东升西落，就产生了昼夜，即一阴一阳。而在此基础上，如果把太阳在天球一日的轨迹再细划分，就会产生二阴二阳，即四象，如图3-5所示。在北半球，我们面南而立，太阳的周日视运动是指一天中太阳从东方升起，经过南方，至西方而落。从日出到日入为昼、为阳，从日入到日出为夜、为阴，以昼夜明暗将太阳周日视运行的圆道分为上下、阴阳两个部分（以卯酉线划分）如图3-6所示。同时我们也可以按照接受太阳光照度的多少通过子午线进行阴阳划分。从子夜我们离太阳最远、阳光最弱，到中午日中离太阳最近、阳光最强，这是阳气逐渐增强的过程，属阳，由子至卯为后半夜为少阳，由卯至午为上午为太阳。从正午阳光最强，到子夜阳光最弱，是阳气逐渐减少的过程，也就是阴气逐渐增加的过程，属阴，由午至酉为下午为少阴，由酉至子为前半夜为太阴。

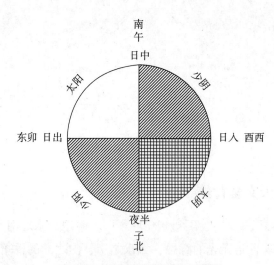

图3-5　太阳周日视运动四象图

注：引自田合禄《五运六气天文历法基础知识》

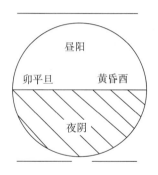

图3-6　卯酉分阴阳图

注：引自田合禄《五运六气天文历法基础知识》

那三阴三阳又是如何来的呢？它还是跟太阳的运行有关，是太阳周年视运动的呈现。在太阳一年的视运动变化过程中，太阳呈现了空间位置上的三阴三阳，而这六个位点与北半球的六气（六季）联系在了一起。我们将在本章第三节中专门论述。

综上可见，阴阳不仅仅是哲学概念，还是根本上来源于古人对日地运动的实际观察。从天文学背景的角度看，在阴阳关系中，阳是主导，阳少即是阴。所以《黄帝内经》中指出："阳气者，若天与日。"因此从气的层面而言，阴气并不是单独存在的一种气，阴气实质上是阳气的热能减少之后的结果。

三、圭表的各种功能是如何实现的

圭表是古代科学家发明的度量日影长度的一种天文仪器，由"圭"和"表"两个部件组成。它是古代测量天体的一个工具、一个科学仪器。圭表和日晷一样，也是利用日影进行测量的古代天文仪器。直立于平地上测日影的标杆和石柱，称为表；正南、正北方向平放的测定表影长度的刻板，称为圭。通俗来讲，圭就是土堆，横着的土堆，这个土堆上是有刻度的。表是一个杆，圭的长短是要根据当地冬至的日影长短来设置的。因为圭的刻度是通过日影投射上来的，所以圭的长度越长，每一个刻度就会离得距离越大，它就越精准。见图3-7，圭表有很多的功能，它可以定方向、定时间、定节气、定地域、定回归线长度。

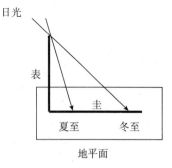

图3-7　圭表

（一）定方向

对于确立东西南北中方向的这一方法，在《黄帝内经》中称为是"立端于始，表正于中"，古人以表为中心点，画一个圆，标记出太阳升起和落下之时的投影，投影的连线就是东西方向，垂直的连线便是南北方向，也可以观察正午时的投影来验证南北方向。

（二）定时间、节气

圭表也可以测定时间，当太阳照射表的时候，圭上出现了表的影子，根据影子的方向可以确定时辰，如日晷。而通过测定表影的长度，则可以确定季节。在午时观察日影，夏至时影子最短，冬至时影子最长，进而可推算出春分、秋分以及二十四节气的位置，所以圭表是中国古人制定历法的重要工具之一。

（三）定回归年长度

通过记录两个夏至点或两个冬至点之间的时间差，便可定回归年长度，在东汉时期，古人便观察到第二年冬至日影不同于前一年，直到第五年才一致，因此得出一个回归年为365又1/4的精准数据。

（四）定地域

圭表也可以用来定地域（经纬度），在春分、秋分日的正午时分，测出杆长与影长，利用三角函数 $\tan\alpha$ ＝杆长/影长，测出正午太阳高度角 α，纬度＝太阳直射点纬度 ±（90°－正午太阳高度角），即可得出当地的纬度。当地的经度需要参考北京时间，地球自西向东运动，东边经度大，东边较西方看见太阳升起的时间早，我国北京时间以东经120°正午时间12点为参考，每跨15经度为1小时，1经度为4分钟，因此，在当地午时，即日影最短时刻，观测北京时间，大于12点，则在北京以西，小于12点，在北京以东。

在圭表的基础上，古人又发明了其他测量时间的工具，如日晷等。日晷是通过太阳照射到中心"轴"所映射的日影位置来判断当下的时辰。日晷的种类有很多，如地平日晷、赤道日晷、极地晷、垂直式日晷、投影日晷、折叠式日晷、高仪日晷等。见图3-8。

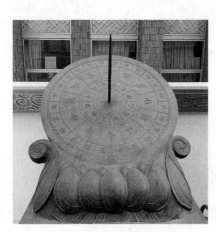

图3-8　日晷

四、立杆测影太极图是怎么回事

下面的这两个图（图3-9，图3-10）分别是田合禄先生在北回归线附近和曹书敏先生在河南省告成镇运用立杆测日影的方法绘制的实测太极图。

那么是如何测量得出这一幅图的呢？我们需要参考大圆晷仪，以冬至日午时最长的日影作为圆盘的半径，圆盘中心点设立一个定杆，在圆盘外周有360个圆孔，用以放置游杆，顾名思义，游杆是游动的，它的位置不固定。从夏至日开始逆时针移动旋转圆盘直到冬至日，每天旋转一孔，午时标记出游杆的日影尽头，测量日影逐渐增长的长度。冬至日后，将圆盘旋转180°，继续逆时针移动圆盘，每日午时标记定杆日影，以测量定杆日影逐渐缩短的长度，如此连续标记一年后，最终连接标记点，得出的便是太极图。

如果仔细看你会发现这两个太极图是有区别的。曹书敏先生的图是有一圈边的，而田合禄老师的这张图没有。这个原因在于他们测量的地点不同，应该说是测量的纬度不同。田合禄老师是在北回归线附近进行测绘。大家知道，太阳夏至到达北回归线，最北也就能到达北回归线，因此夏至时，在北回归线测日影的长度是零。也就是在夏至正午十二点的时候，太阳正好是在正中天，因此表杆和太阳是在一条直线上，所以表杆下面没有影子。但是曹书敏老师，他是在河南省登封市告成镇进行观测，告成的纬度是北纬34.36°，距离北回归线差了11.1°。所以河南省登封市告成镇的夏至日，正午的太阳就不是在正中天的位置，而是偏南了一些，也就有了一段影子，所以曹书敏先生测的图就有一个边。

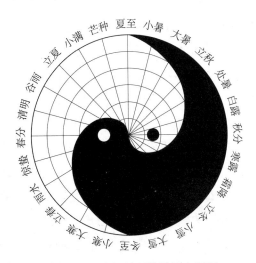

图3-9　田合禄绘制的晷影太极图

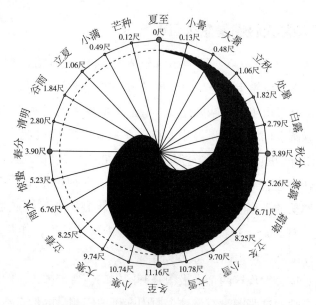

图3-10　曹书敏绘制的晷影太极图

由此可见，太极图其实是一个反映太阳周年运动规律的图。正如田合禄先生认为："太极图虽然画的是平面图，而实质上是古人立杆测日影的结果，由此所得的太阳视运动立体投影图，是空间和时间构成的一幅图。"（田合禄《五运六气天文历法基础知识》）

五、五行的天文学背景是什么

"行"是运行的意思。五行即指五种运行状态。五行学说目前在更多情况下是从哲学层面上加以认识的。所谓五行学说，即是古人用日常生活中最熟悉的木、火、土、金、水五种物质的功能属性为代表来归类事物或现象的属性，并以五者之间相互滋生、相互制约的关系来论述和推演事物之间或现象之间的相互关系及其复杂的运动变化规律（见《中医基础理论》教材）。这就是人们普遍认为的五行学说。但是当人们推崇五行学说，用五行学说来指导人类发展的时候，却忽视了五行的自然科学本质。试想下如果五行本身就是一个概念，而不是反映自然客观规律的永恒载体，那它又怎么可能成为指导人类认识这个宇宙世界的哲学思想呢？中华文明几千年的哲学思想主要就是建立在精气、阴阳、五行学说的基础上，因此对于阴阳五行的认识不能脱离天道自然的认识。

我们知道，人类赖以生存的天体基本上都是在周期性往返圆运动，比如地球和五星在绕日公转，月亮在绕地公转，太阳则带着太阳系绕着银河系的中心公转。天体的这种周期性的圆运动其实就是五行产生的天文学基础。因为对于周期性往返运动的所有天体，都可以将其运动轨迹划分为5个运行阶段。这五个运行阶段，由于其运行趋势的不同，从而有了五种运行模式，即五行。在这一基础上，孟凯韬率先提出了行间何以"行生""行克"的概念："两行之间由于具有同一性而相生，由于具有对立性而相克。"这里的"同一性"指两行具有相同的阴阳运动消长趋势，这里的"对立性"指两行具有相反的阴阳运行消长趋势。关于这一点可以参看图3-11，因为圆运动都可以以正弦或余弦曲线来表示，本图可以从太阳周年视运动的照度周年变化规律看地球绕日公转的不同位点的五行划分。

因为每个星体的具体情况是不同的，所以就会呈现出不同的五行关系。我们平时所说的"水曰润下，火曰炎上，木曰曲直，金曰从革，土爱稼穑""木生火，火生土，土生金，金生水，水生木；金克木，水克火，木克土，火克金，土克水"，这正是地球的五行模式。因为地球以23.26°的倾斜角在绕日公转，所以地球上才会呈现出春夏秋冬的季节变化，进而在绕日公转的五个阶段才会呈现出春生、夏长、长夏化、秋收、冬藏的季节和物候变化，而木、火、土、金、水正是根据春生、夏长、长夏化、秋收、冬藏的特点，选择人们日常用的五种最能够反应春生、夏长、长夏化、秋收、冬藏的东西对其进行的命名。从这个角度而言，五行的相生和相克为什么会有方向性就非常容易解释了。因为五行代表的是天体的运行，地球绕太阳的运转是有方向性的，永远也不可能倒转。因此春→夏→长夏→秋→冬→春，这个顺序是不会倒转的，这也就是为什么地球上五行是木生火，火生土，土生金，金生水，水生木，而不能相反的原因。如果方向逆反，在中医中就称为子病及母。五行的相克也同样是这个道理，之所以是金克木，而不是木克金，如果从地球五行运行的方向和力量的角度解释就会非常明白。因此，俗语说人跳不出三界，跳不出五行，是有道理的。因为人没办法脱离开地球而生存，所以就必然受到地球运行所产生的五行模式的制约。当然，基于这一前提背景，水星、金星、土星等的五行模式肯定和地球是不一样的，因为它们的运行状态和地球都是不一样的，水星的自转轴倾斜的角度是太阳系所有行星中最小的，它几乎是平躺着旋转，自然也就不会有如同地球的四季变化。但是因为它也在做周期性的运动，所以它也有它的五行模式。从这个意义上讲，如果水星有生命，是不会和地球生命一样的，因为水星的生命必然要遵循水星的五行模式，而水星和地球的五行模式肯定是不同的。

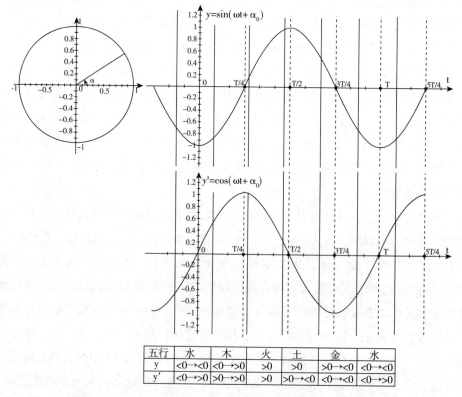

五行	水	木	火	土	金	水
y	<0→<0	<0→>0	>0	>0	>0→<0	<0→<0
y'	<0→>0	>0→>0	>0	>0→<0	<0→<0	<0→>0

图3-11　太阳日午照度年周期性消长及五行划分（$\alpha=\omega t-\pi/2$）

注：引自靳九成《中医学现代科学基础》

六、五星对五行对吗

在《素问·金匮真言论篇》中有这样的论述"东方青色，入通于肝……上为岁星""南方赤色，入通于心……上为荧惑星""中央黄色，入通于脾……上为镇星""西方白色，入通于肺……上为太白星""北方黑色，入通于肾……上为辰星"。在《素问·气交变大论篇》中也有"岁木太过……上应岁星。岁火太过……上应荧惑星。岁土太过……上应镇星。岁金太过……上应太白星。岁水太过……上应辰星"的论述。岁星是指木星，荧惑星是火星，镇星是土星，太白星是金星，辰星是水星。因此在中医理论的五行属性归类中，就有表3-1的对应关系，也就是五星对应五行。

表3-1　五星对应五行表

五行	木	火	土	金	水
五星	木星（岁星）	火星（荧惑星）	土星（镇星）	金星（太白星）	水星（辰星）
五脏	肝	心	脾	肺	肾
五方	东	南	中	西	北

这一理论表面看没有太大问题，因为五星的命名与五行的命名是一样的，但是对于五运六气理论天文学背景研究的影响是很大的。而这一影响实际带来了一些误导的结果。因为人们很容易认为，木运太过的年份是因为木星的影响偏大，而火运太过的年份是因为火星的影响偏大等等。而事实上从实际观测的角度是没有发现这样的对应关系的。另外，靳九成先生在他的《试论〈黄帝内经〉"五行对应五星"谬误》一文中通过详细的论证表明，五运六气理论中岁运所存在的10年、5年和2年周期与水星、金星和火星有关，而地支12年周期则与木星有关。由此可见五星对应五行是不正确的。至于为什么在《黄帝内经》原文中将五星与五行对应归类，其真正想表达的意图是什么？还是有待进一步研究的。因为在先秦及上古之时，古人是非常重视观天实测的，可能有其他的含义，有待考证。

七、月亮的视运动特点是什么

《素问·六元正纪大论篇》中云："夫六气者，行有次，止有位，故常以正月朔日平旦视之，睹其位而知其所在矣。"由此可见，古人在五运六气理论中是十分重视观察月亮的运动状况的。

月亮的视运动有周日视运动和月公转视运动。

月亮每天从东方升起，西方落下。但是同一月相在一年内不同月份的周日视运动轨迹是不同的。以满月为例，在北半球的夏季，满月的运动情况与冬季的太阳相似，从东南升起，在西南下落，中天高度较低，照耀时间较短。冬季的满月则从东北升起，在西北下落，中天高度较高，照耀的时间也较长。其他月相也有类似的情况。由于月球平均每天东移约13°，因而升起的时间平均每天推迟50分钟左右。

月球围绕地球每月公转一周，除了周日视运动外，地球上的观测者还可以看到它自西向东在星座之间移动。

月球的公转周期有朔望月周期、近点月周期、恒星月周期三种。

（一）朔望月周期

朔望月，又称"太阴月"。月球绕地球公转相对于太阳的平均周期，为月相盈亏的平均周期。以从朔到下一次朔或从望到下一次望的时间间隔为长度。1朔望月 =29.53059日 ≈ 60/742年。

（二）近点月周期

近点月是指月球绕地球公转连续两次经过近地点（或远地点）的时间间隔。月球绕地公转的轨道不是正圆而是椭圆，如图3-12、图3-13、图3-14所示。由于近地点（或远地点）受邻近天体的引力，每月东移约3°，所以近点月较恒星月稍长，为27.5546日。1近点月 =27.55455日 ≈ 60/795年。

（三）恒星月周期

恒星月是月亮与某一恒星两次同时中天的时间间隔，恒星月是月亮绕地球运动的真正周期。一个恒星月为27.322天。

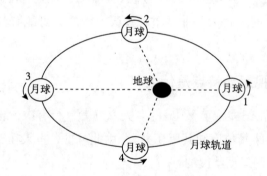

图3-12　月球绕地轨道图

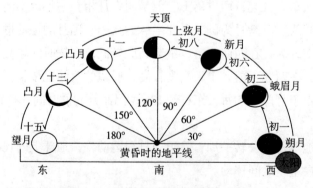

图3-13　初一至十五的黄昏时月相图

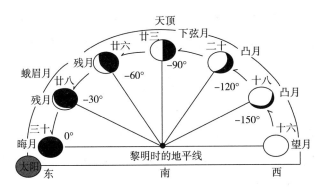

图3-14 十六至三十的黎明时月相图

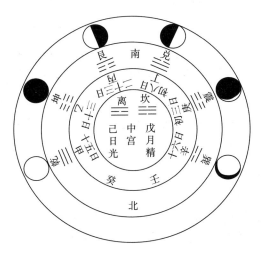

图3-15 月体纳甲图

古代用朔、弦、望、晦等词来描述一个月内不同时间段的月相，"朔月与晦月"指月亮位于太阳与地球之间，月亮接收太阳光的一面无法反射到地球上，此时地球无法观测到月亮，月初为"朔"，月末为"晦"；"满月"指地球位于月亮与太阳之间，因此月亮接收太阳光的整个面反射到地球上，我们便可以看到圆圆的大月亮。"弦月"指太阳-月亮连线与地球-月亮连线呈直角时，月亮的"半个面"接收的太阳光反射到地球上，即我们看到的"半月"。月亮的视运动变化为朔-弦-望-弦-晦。

由于月球平均每天东移约13°，所以月亮在天上的位置也在变化。上图3-13为月亮从初一到十五黄昏时的月相图，图3-14为月亮从十六到三十黎明时的月相图。通过比较就会发现，这两个图与古人的月体纳甲图（如图3-15）的月相位置一致，由此表明了天干及八卦的产生与月亮的观测有一定的联系。同时要注意

45

古人所描绘的星体位置是有观测时间的，同一张图的星体位置可能是不同时间观测现象的总结。比如月体纳甲图是对月亮一个朔望月各个特征月相位置的记录，但是初一到十五是黄昏观测的，而十六至三十是黎明观测的，当然这也是根据月亮的运行特点选取的易观测时间。如果不懂天文的人就很容易主观认为月体纳甲图的月亮位置是整个夜晚都可以出现的，这显然在验证的时候就会无法对应，进而会对中国传统文化理论的科学性产生怀疑。中国文化包括中医的理论体系都是多学科融合的天地一体的大学科体系，因此要读懂中医，深刻了解中国文明就需要具备多学科知识，首要的就是学习天文学。

八、五星的视运动特点是什么

在《素问·气交变大论篇》中云："其行之徐疾逆顺何如？岐伯曰：以道留久，逆守而小，是谓省下。以道而去，去而速来，曲而过之，是谓省遗过也。久留而环，或离或附，是谓议灾与其德也。应近则小，应远则大。芒而大倍常之一，其化甚；大常之二，其眚即发也。小常之一，其化减；小常之二，是谓临视，省下之过与其德也。"这一段原文就是与五星的视运动特点有关。

五星分为地内行星（金星、水星）与地外行星（木星、火星、土星）。顾名思义，地内行星指距离太阳较地球更近的行星，地外行星指距离太阳较地球更远的行星。它们的视运动特点是不同的。

从五大行星的视运动看，可分为外行星和内行星。金星、水星为内行星，离太阳比地球更近，总在太阳附近徘徊，运行轨道在地球轨道之内，晨出时最大角距离为"西大距"，昏出时最大角距离为"东大距"，与太阳同黄经时称为"合"。在"上合"时，内行星与地球分别位于太阳两侧，在此前后最亮，对地球引力小，即对地球的影响小。而"下合"时，内行星位于地球和太阳之间，在此前后最暗，对地球引力大，即对地球的影响大。见图3-16、图3-17、图3-18。

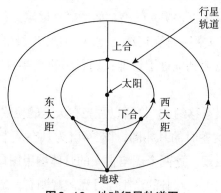

图3-16　地球行星轨道图

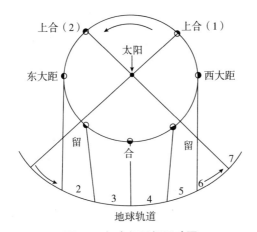

图3-17　内行星视运动图

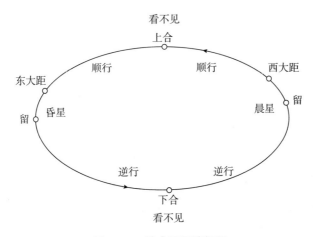

图3-18　地内行星运行图

由于内行星与地球同绕太阳公转，它们的轨道面又都有一定夹角，因此从地球上看去，内行星在恒星中间出现了顺行-留-逆行-又留-又顺行的现象。见图3-18。

以水星为例，地球太阳和五星的公转方向均自西向东，随着地球自转，右半圆阴影区的观测者最先看到行星，因此五星的晨见于右半圆区域。如图3-19所示。左半圆的观测者在太阳直射点以后，即五星夕见区域。在A点，太阳、水星、地球共线，水星居中间，称下合点。此时由于水星反射太阳光以及绝大部分背对光线，水星的光线十分暗淡，只有在水星偏离A角度后才能被观测到。这一角度对应的水星位置称水星视运动的始见点或伏点，将太阳黄道视运动360°平均分12次，能被绝大多数观测者看到的基准点是"去日半次"，即离太阳视角15°，如图3-19中的B、I两点。以地球为观测的基准点，太阳黄道移动方向是自西向东的逆时针方向，称为"顺"，自东向西的顺时针方向是"逆"。水星自B点离开向C点方向逆时针移动，B，C，D，E，F，H，I，A点在黄道投影为P_1，P_2，P_1，P_0，P_4，P_3，P_4，P_0，因此内地行星的运行轨迹具体表现为逆–顺–顺–复逆四个阶段的环形运动。"留"指C、H行星轨道和地球连线的切点位置，在黄道为P_2、P_3，在这两点前后行星运动缓慢，就像行星滞留在此处。行星在E点称上合点，内地行星在日星角距C、H时速度最慢，角距为零A、E时速度最快，则"徐"指行星在"留"前后视运动较慢，"疾"指行星在上、下合位置视运动较快。如图3-19所示。同理，外地行星视运动特征名词与内地行星相同。

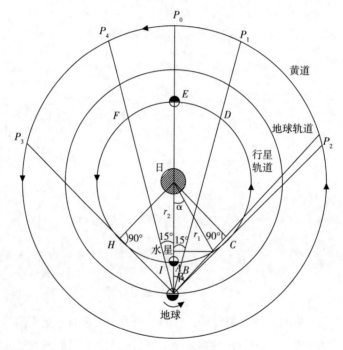

图3-19　内地行星图

需要指出的是，运气篇章五星均是在15°的始见点进行观察，C、H两"留"点是行星运行缓慢的点，行星在C点至H点投射到黄道上均为逆时针顺行。因此，H留点至I点是行星逆行，此时行星是近日点应体积增大，但变小是反常现象，称"省下"。对此反常天象唐代王冰将其与黄帝的道德功过相联系，用此解释反常天象。行星视运动轨道C点至E点是顺行"以道而去"的加速运动，E点至H点是顺行减速运动，H点至A点是"去而速来，曲而过之"的顺行加速运动。如图所示。

地外行星同理，只是无"上合""下合"，行星与地球、太阳呈一条直线时行星所在的两个点为"合""冲"。"合"即行星-太阳-地球，"冲"即行星-地球-太阳。因此，在地球看地外行星的运动，"顺行"在西方照-合-东方照之间，"逆行"在东方照之后-冲-接近西方照之间。见图3-20、图3-21、图3-22。

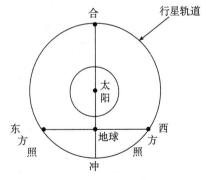

图3-20　行星轨道图

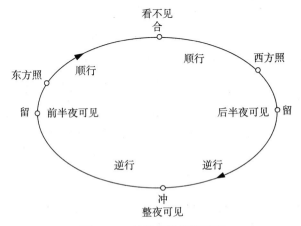

图3-21　地外行星视运动图

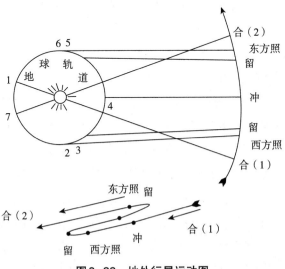

图3-22　地外行星运动图

火星、木星、土星为地外行星，离太阳比地球更远，与太阳的角度没有任何限制。地外行星的轨道在地球外面，所以不会有"下合"，而只有"合"。地外行星的公转周期比地球长，当地球公转一周时，地外行星仅在轨道上走了一段弧线。地外行星与地球赤道差180°时，称为"冲"。地外行星在太阳之东的方照称为东方照；外行星在太阳之西的方照称为西方照。

由于地球轨道速度比外行星轨道速度大，所以从地球上看去，冲前后外行星逆行，而在合前后外行星顺行，顺行与逆行之间转变经过"守"。在"上合"前后，外行星最亮。五星在"留"时对地球的影响时间长，见图3-20。

九、五星对人体和人世会产生影响吗

中医历来主张天人合一，天人感应。因此星体的运动除了有其自身的特点之外，还会对人体和人世产生影响。《素问·气交变大论篇》中在论及五星运行时就有："应近则小，应远则大。芒而大倍常之一，其化甚；大常之二，其眚即发也。小常之一，其化减；小常之二，是谓临视，省下之过与其德也。德者福之，过者伐之。是以象之见也，高而远则小，下而近则大，故大则喜怒迩，小则祸福远。"这里就指出五星运行离地球的远近，能影响人们的情感与祸福。五星的亮度可分常、常一倍、常二倍、小常一倍、小常二倍五个等级。这种亮度变化与五星离地球的远近有关，因此，对气候与人的影响也有"过"与"德"的不同影响。从现代来看，五星与地球的距离远近会引起地球磁场的改变，进而很可能会干扰人体的电磁场，而脑和心脏都是有电信号，所以五星的运行变化可能会影响人的情绪。在文献中五星能影响人的情绪，如荧惑星主"喜"、镇星主"忧思"、太白星主"悲"、辰星主"忧悲"、岁星主"怒"。

五星除了对人体有影响，在古籍中还记载了五星运行对人世的影响，主要体现在政治、社会方面。现代天文学研究表明，行星是无法自己发光的，其颜色来源于反射的太阳光。由于每一行星的大气所含的物质以及自身表面所含的物质等因素不同，所以五星各有属于他们自己的颜色，木、火、土、金、水对应青、赤、黄、白、黑。古人观察到五星的颜色是有变化的，这五种颜色与五星相对应，属于"常色"，若五星颜色与各自的常色不相对应，便有了吉凶祸福之说，司马迁在《史记·天官书》中说："五星，白色为丧、旱，赤色为兵，青色为水，黑色为疾、多死，黄色为吉。"在《开元占经》中也有"太白色黄，国吉；色赤，有兵；色白，岁熟；色黑，有水"的记载，表明太白金星颜色的变化预示着人世间的吉凶。

第三节　天干地支的天文学背景

一、天干的天文学背景是什么

天干指甲、乙、丙、丁、戊、己、庚、辛、壬、癸。在《汉书·食货志》中颜师古注云："干，犹干也。"司马迁在《史记》中将十干称为十母。现代人对天干的理解是从物候的角度进行的，如下所示。

（1）甲：《后汉·章帝纪》中说："方春生养，万物孚甲。"（注：孚同孵）。

（2）乙：《礼记·月令》中说："万物皆解孚甲，自抽轧而出。"指初生之芽尚乙屈。

（3）丙：刘温舒说："丙，明也，丙然著见而强也。"

（4）丁：《史记》中说："言万物之丁壮也。"指苗长势旺盛。

（5）戊：《尔雅》中说："戊，茂也。"指茂盛。

（6）己：《礼记·月令》中说："己，含起也。"所谓"含起"是指从一个状态走向另一个状态，含英吐秀。

（7）庚：《礼记·月令》郑玄注："庚，更也。"指改变为萧条。

（8）辛：新也，果实成熟。

（9）壬：《礼记·月令》郑玄注："壬，妊也。"指孕育了新的生命。"壬而为胎，与子同意"。

（10）癸：天令至此，万物闭藏，种子蕴含着生命力。

但是实际天干、地支都是古人为了记录天道规律而制定的符号。汉代蔡邕在《月令章句》中也说明了这一情况。他说："大桡采五行之情，占斗机所建也。始作甲乙以名日，谓之干。作子丑以名月，谓之支。"大桡传说为黄帝之师。"占斗机所建"就说明了甲子与观天是密不可分的。因此我们应该从天文的角度来探讨天干地支的意义。

关于天干的天文学背景，有不同的学者从年内和超年两个角度进行了探讨，都是值得借鉴的。

首先，靳九成先生从超年即60年甲子周期的尺度上探讨了天干的天文学背景知识。从天干的阴阳五行属性角度来看，天干具有表3-2所展现的规律。

表3-2　天干的阴阳五行属性

天干	甲	乙	丙	丁	戊	己	庚	辛	壬	癸
阴阳属性	阳	阴	阳	阴	阳	阴	阳	阴	阳	阴
正五行	木	木	火	火	土	土	金	金	水	水
天五行	土	金	水	木	火	土	金	水	木	火

由上可见，天干具有五年循环、两年阴阳交替及十年循环的周期特点。因此，在天干的天文学背景中，应该包括五年周期、两年周期和十年周期这三个周期条件。

靳九成先生根据星体的运行周期规律，发现了水星公转周期=87.969日≈10/41、金星公转周期=224.701日≈5/8年、火星公转周期=686.980日≈2年。

水星具有周10年视运动，金星具有周5年视运动，火星具有周2年视运动。水星的10年即十天干（甲、乙、丙、丁、戊、己、庚、辛、壬、癸），金星5年对应10天干的五运（天干化五运口诀为甲己化土乙庚金，丁壬化木水丙辛，戊癸化火为五运，五运阴阳仔细分），火星2年对应阴阳属性（五运分阴阳，阳为太过，阴为不及）。因此，水星、金星和火星共同构成了10天干的天文学背景，即天干10年阴阳五行周期是水星、金星和火星的共同表征。

另外，对于年内天干的天文背景，田合禄先生提出其与月亮的朔望月有关。月相与天干的关系详细记载于《周易参同契》中。上文的月体纳甲图就显示了月相变化与天干的对应关系。10天干按照五行属性与方位对应而排列，分别与月相图相对应。

二、什么是天干正五行，其天文学背景是什么

在运气学说中发现，天干的五行属性划分有两种情况。一种是甲乙木，丙丁火，戊己土，庚辛金，壬癸水，即天干正五行；一种是甲己化土，乙庚化金，丁壬化木，丙辛化水，戊癸化火，即天干天五行。

天干正五行的天文学背景，从一年内的时间维度来看，它与太阳和月亮都有关系。正如我们前文所说，任何做周期性往返运动的星体都有自己的本征五行。而年内的天干正五行正是太阳做周年视运动空间位置的呈现，见图3-23。同时我们通过月体纳甲图也可以看出天干在月的时间维度层面是与月亮的朔望月空间的位置有关。

因为五运六气理论有60年甲子的超年历法，因此从超年维度来看，天干正五行的天文学背景就无法用太阳和月亮的运动来体现了。靳九成先生从星体的运行周期规律的角度认为超年的天干正五行是水星五行。因为水星公转周期=87.969日≈10/41年。水星运行周期为10年，经历10种不同的状态后回归到起点，之后重复运行。而水星的10年周期中有其本征五行，每行两年，契合甲乙木，丙丁火，戊己土，庚辛金，壬癸水。

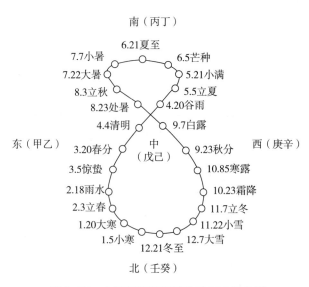

图3-23　太阳周年视运动轨迹五方干支图

三、什么是天干天五行

天干天五行是指在五运六气理论中有甲己化土，乙庚化金，丁壬化木，丙辛化水，戊癸化火的五行属性归类。

天干天五行只在五运六气理论的超年时间维度中出现。如果仔细观察便会发现，在天干天五行中暗藏了在十年的天干循环周期中的两个五行小循环周期。如表3-3所示。因此靳九成先生提出，天干天五行的天文学背景是金星五运。金星公转周期=224.701日≈5/8年，历经5种状态回到起始点，之后重复这一运动。5年周期内，金星对于地球来说，其位置是不同的，因此，可以产生五种不同的影响，这就可以形成甲己合化，乙庚合化，丁壬合化，丙辛合化，戊癸合化的格局。关于五运的太过不及，则是星体运动对地球的叠加效应，如火星的2年周期（火星公转周期=686.980日≈2年），金星运动周期为5年，因此叠加了火星就使得十天干具备了两年一变的阴阳属性。至于为什么甲己合化为土，乙庚合化为金，丁壬合化为木，丙辛合化为水，戊癸合化为火，这个问题的天文学背景还需要进一步的研究和破解。

表3-3　天干天五行的阴阳五行属性

天干	甲	乙	丙	丁	戊	己	庚	辛	壬	癸
阴阳属性	阳	阴	阳	阴	阳	阴	阳	阴	阳	阴
天五行	土	金	水	木	火	土	金	水	木	火

四、地支的天文学背景是什么

十二地支指的是子、丑、寅、卯、辰、巳、午、未、申、酉、戌、亥。在《汉书·食货志》在颜师古注云："支、犹枝也。"司马迁在《史记》中将十二地支称为十二子。现代人通常也是从物候的角度理解地支的，如下所示。

（1）寅："寅言万物始生蟥然也，故曰寅。"万物始生。寅，虫动貌。

（2）卯："卯之为言茂也，言万物茂也。"

（3）辰："辰者，言万物之蜃也。"蜃指虫出土。

（4）巳："巳者，言阳气之已尽也。"尽者极也，指阳气旺盛到了极点。

（5）午："午者，阴阳交，故曰午。"

（6）未："未者，言万物皆成，有滋味也。"指万物成熟。

（7）申："申者，言阴用事，申贼万物，故曰申。"指萧条。

（8）酉："酉者，万物之老也，故曰酉。"

（9）戌："戌者，言万物尽灭，故曰戌。"

（10）亥："亥者，该也。言阳气藏于下，故该也。"该，即赅，义为完备。

（11）子："子者，滋也；滋者，言万物滋于下也。"

（12）丑：《律书》未见其义。丑即纽，阳气在上，尚未萌动，万物纽屈未出。

然而，十二地支和十天干一样都是古人为了记录天道规律而制定的符号。郭沫若先生在1931年发表的《甲骨文字研究》一书中，专门对干支的来源进行了阐述，收藏在专篇《释干支》中。他认为，十二支即黄道十二辰区（子、丑、寅、卯、辰、巳、午、未、申、酉、戌、亥），十二辰区本黄道上十二恒星之符号。对此他做了详尽的论述。同时，中国古代世传和出土文献表明古代天文学特别注意观测木星的12年一周天的现象。郭沫若先生在他的文章中大量引用和讨论了文献中记载的木星12年所位于的黄道十二辰天区和二十八星宿观测标志。我们知道木星的公转周期=11.862年≈12年。因此十二地支在超年时间维度的层面和木星的运行是分不开的。

对十二地支所具有的阴阳属性的天文学背景，靳九成先生认为，地支12年阴阳五行周期是木星和火星的共同表征。木星在一个周期内经历了12种状态又回到起点，之后重复这一运动，古人根据看到的这一现象总结出了十二地支即子、丑、寅、卯、辰、巳、午、未、申、酉、戌、亥。在此基础上叠加火星的2年周期，使得十二地支具备了阴阳的属性，即子、寅、辰、午、申、戌为阳，丑、卯、巳、未、酉、亥为阴。

此外，十二地支的天文学背景主要跟太阳的周年视运动，以及太阳的周日视运动有关。同时在古代也会参考北斗星的旋转来进行校正。

五、地支正五行和天五行的天文学背景是什么

十二地支的五行属性存在天五行与正五行的区别。十二地支的天五行即地支化六气——子午少阴化君火，丑未太阴湿土分，寅申少阳化相火，卯酉阳明化燥金，辰戌太阳化寒水，巳亥风木为厥阴。十二地支的正五行即亥子属水，寅卯属木，巳午属火，申酉属金，辰戌丑未属土。如表3-4所示。

表3-4　十二地支阴阳五行属性表

地支	子	丑	寅	卯	辰	巳	午	未	申	酉	戌	亥
阴阳	阳	阴	阳	阴	阳	阴	阳	阴	阳	阴	阳	阴
正五行	水	土	木	木	土	火	火	土	金	金	土	水
天五行（司天）	君火	土	相火	金	水	木	君火	土	相火	金	水	木

从表面上来看，地支正五行的五行属性与地支天五行的五行属性在某些地支上是矛盾和冲突的，比如子在正五行属水，在天五行属火；卯在正五行属木，在天五行属金等。但是如果搞清了它们相应的天文学背景的话，这种现象就不矛盾了。

地支天五行是超年时间维度下的木星运动周期的体现，它与木星12年运动周期以及木星运动位点相关。详细论述见"地支的正化对化的天文学背景"。

地支正五行则是在年内时间维度下的太阳周年视运动以及黄道二十八星宿的共同呈现。虽然太阳对地球上的生命影响最大，但其他恒星小而持久的影响亦不容小觑，尤其是分布在地球黄道周围的恒星——二十八星宿，而恒星对于地球的

影响在于它的亮度。

我们前面说过任何具有周期性回归的星体都有自己的本征五行。太阳视运动1年12支月周期有五季本征五行，太阳视运动沿黄道光滑运动，其五季本征五行是月支正五行的基础，即寅、卯月属木，巳、午月属火，申、酉月属金，亥、子月属水，辰、戌、丑、未月属土，这是二十八宿对太阳五季本征五行的调控。二十八宿中参、角、箕、心、壁等宿的突出亮度在夜晚对人体的影响，是丑、辰、未、戌月属土的关键机制。

夜间二十八星宿的亮度会对地球造成一定的影响。在夜间，十二地支月中，除了辰、戌、丑、未月之外的其他月份，其夜间的星宿亮度均很低，所以不会影响这些月份的五行属性。在辰、戌、丑、未月的夜间，都有几颗星宿亮度最大，与旁边的几颗星宿形成照度脉冲，其阴阳消长具备土行属性——先阳升阴降至阳极，继而阳降阴升。因此，辰、戌、丑、未月皆属土。见图3-24。

由此，我们可以知道，地支的天文学背景是木星，地支正五行的天文学背景是太阳与二十八星宿。

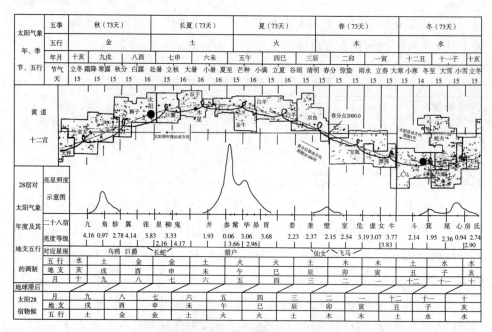

图3-24 黄道十二宫星座、对应五季、五行、二十四节气、二十八宿及其亮度等级、对应月支、年支、五行

注：引自靳九成《中医现代科学基础》

六、地支的正化对化的天文学背景是什么

十二个地支年，应该是十二个不同的年份，但是在五运六气理论中出现了地支合化的情况，即子午少阴化君火，丑未太阴化湿土，寅申少阳化相火，卯酉阳明化燥金，辰戌太阳化寒水，巳亥厥阴化风木。这样子年和午年就没有了区别。针对这种情况，王冰在《素问六气玄珠密语》中首次提出12地支所化的每一气应有正化、对化之分，继而张景岳在《类经图翼》中还画出了六气正化对化图。见图3-25。这其实是在概念上点出了十二支化、十二气问题，但正化对化到底是什么，古代医家一直没有解释清楚。

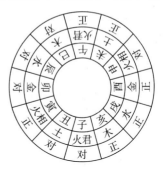

图3-25　张景岳的地支化气正化对化图

近来，靳九成先生从天文学的角度给出了解释。他认为年支正五行就是王冰、张景岳提出的六气正化对化的实质，木星的类地绕日公转运动及二十八宿就是六气正化对化的天文学背景。

从超年的时间维度来看，十二地支年与木星的12年运动周期以及木星运动位点相关。地支天五行是一个超年周期，它与木星的运行特点密不可分。通过木星12年引潮力的周期性变化，见图3-26，我们就可以发现，木星的引潮力存在阴阳方向相反的6年周期，因此就有了子午冲，丑未冲，寅申冲，卯酉冲，辰戌冲，巳亥冲。在五运六气理论中表现的是合化。

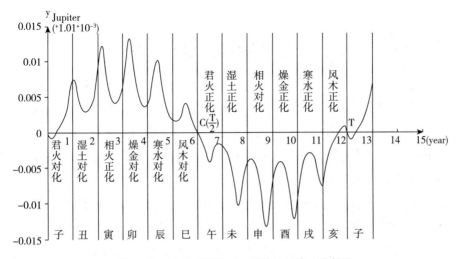

图3-26　木星引潮力阴阳周期（12年）消长图

注：引自靳九成《中医现代科学基础》

但是木星在公转过程中，除了引力潮对地球产生作用，形成了地支天五行的阴阳五行属性。从空间角度看，木星在天球黄道12年为周期的运行过程中，它在天球上的位置变化所产生的阴阳五行属性也会发生变化，而这种变化就类似于太阳周年的视运动变化所形成的地支正五行的阴阳五行规律。如子年木星类日视运动与午年木星类日视运动对地球、对人体的影响，不仅与少阴君火，还与其所处子、午类地绕日公转方位（即太阳周年视运动方位）及星宿的五行属性有关，午年方位五行属火$^+$就是少阴君火"正化"的实质，子年方位五行属水$^+$就是少阴君火"对化"的实质，其他类似，见表3-5。所以，年支正五行就是王冰、张仲景提出的六气正化对化的实质，木星类地绕日公转运动及二十八宿就是六气正化对化的天文学背景。

表3-5　十二地支阴阳五行及其正对化属性表

地支	子	丑	寅	卯	辰	巳	午	未	申	酉	戌	亥
正五行	水	土	木	木	土	火	火	土	金	金	土	水
叠加阴阳	水$^+$	土$^-$	木$^+$	木$^-$	土$^+$	火$^-$	火$^-$	土$^-$	金$^+$	金$^-$	土$^+$	水$^-$
天五行（司天）	君火	土	相火	金	水	木	君火	土	相火	金	水	木
正对化	对化	正化	正化	对化	对化	对化	正化	对化	对化	正化	正化	正化

注：$^+$表示阳，$^-$表示阴

第四节　五运六气理论关键问题的天文学背景

一、五运六气理论中三阴三阳的天文学背景是什么

在《素问·天元纪大论篇》中说："寒暑燥湿风火，天之阴阳也，三阴三阳上奉之。""三阴三阳上奉"形成天之阴阳，故曰："天以六为节。"《素问·至真要大论篇》中说："本乎天者，天之气也，本乎地者，地之气也，天地合气，六节分而万物化生矣。"文中在这里指出，三阴三阳，本乎于天，三阴三阳的由来，是对天道运行的观察。

在《荀子》中说："南面而立万物备。"《周易》中说："离也者，明也，万物皆相见，南方之卦也，圣人南面而听天下，向明而治，盖取诸此也。"《素问·生气通天论》中说："天运当以日光明。"王冰注《素问·至真要大论篇》

中说："昭昭者，合天道之明显。冥冥者，合造化之隐微。道之所生，其生唯一。"天空中最大的象，就是太阳。古人取象比类，近取诸身，远取诸物。在制定三阴三阳时，主要的观测对象，也就是太阳。我们古人在北半球北纬23.26°以北的中原地区生活。太阳在南北回归线之间的运动需要面南取象，因此，当我们观察太阳运动规律时，就需要面南观象授时。接下来，在《素问·六微旨大论篇》中进一步解释道："因天之序，盛衰之时，移光定位，正立而待之。"这是古人面南观测太阳，通过立杆测影的方法，来确定三阴三阳，实际上是古人对太阳南北回归线视运动规律的总结。

　　古人通过使用晷仪立杆测影的方法，来确定四季更替，寒暑弛张，并制定三阴三阳来进一步解释天道运行规律。在《素问·六微旨大论篇》中言："明乎哉问天之道也！此因天之序，盛衰之时也。帝曰：愿闻天道六六之节盛衰何也？岐伯曰：上下有位，左右有纪。故少阳之右，阳明治之；阳明之右，太阳治之；太阳之右，厥阴治之；厥阴之右，少阴治之；少阴之右，太阴治之；太阴之右，少阳治之。此所谓气之标，盖南面而待也。故曰：因天之序，盛衰之时，移光定位，正立而待之。"用晷仪面南观测太阳运行时，可得三阴三阳运转次序图，见图3-27。

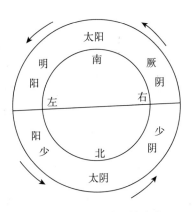

图3-27　三阴三阳运转次序图

　　《素问·六微旨大论篇》在这里指出三阴三阳运转次序，而三阴三阳运转次序的由来，是古人通过观察二分二至的太阳日出日落方位、时辰来确定的。

　　黄道与赤道面之间有一个23.26°的夹角，即黄赤交角，由于黄赤交角的存在，造成太阳直射点在地球南北纬23.26°之间往返移动的周年变化，引起正午太阳高度的季节变化和昼夜长短的季节变化，导致各地接受太阳日照时间和日照强度不同，即各地获得太阳能量多少不同。从北半球看，从春分到秋分，昼长于夜，秋分到春分，夜长于昼，从冬至到夏至，昼渐长夜渐短，从夏至到冬至，昼渐短夜渐长。《周髀算经》中描述这一过程说："冬至日出巽而入坤，见日光少。夏至日出艮而入乾，见日光多。冬至昼极短，日出辰而入申，阳照三，不复九。夏至昼极长，日出寅而入戌，阳照九，不复三。"根据这段话可得太阳南北回归线视运动图，见图3-28、图3-29。

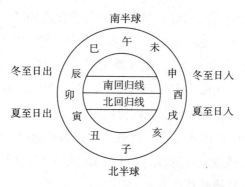

图3-28　太阳南北回归线运动平面图(《周髀算经》)
注：引自田合禄《从黄帝内经说古天文立法基础知识》

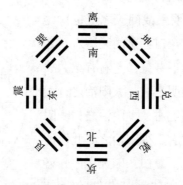

图3-29　后天八卦方位图

　　综上可见，五运六气理论中的三阴三阳的天文学背景是面南而视的太阳周年视运动。

二、太阳为什么配寒水

　　关于太阳寒水的命名，运气学说中六气的表述是厥阴风木、少阴君火、太阴湿土、少阳相火、阳明燥金、太阳寒水。但这一命名并没有直接出现在《黄帝内经》中，只是在《素问·六微旨大论篇》中有这样的描述"少阳之上，火气治之……阳明之上，燥气治之……太阳之上，寒气治之……厥阴之上，风气治之……少阴之上，热气治之……太阴之上，湿气治之"。又有"显明之右，君火之位也；君火之右，退行一步，相火治之；复行一步，土气治之；复行一步，金气治之；复行一步，水气治之；复行一步，木气治之；复行一步，君火治之"。于是在宋代刘温舒所撰之《素问入式运气论奥·卷上》开篇之"五运六气枢要之图"中就明确标出了六气主气的名称。如初之气，厥阴风木；二之气，少阴君火；

三之气，少阳相火；四之气，太阴湿土；五之气，阳明燥金；终之气，太阳寒水。后世医家自此也沿用此六气的称谓，详见3-30。

《素问·天元纪大论篇》中说："寒暑燥湿风火，天之阴阳也，三阴三阳上奉之。"三阴三阳配六气，厥阴配风木、少阴配君火、太阴配湿土、少阳配相火、阳明配燥金、太阳配寒水。它们匹配的规律是什么？在这里，尤其是太阳配寒水最难以理解。原因在于《素问·六节藏象论篇》中说："心者，为阳中之太阳，通于夏气。"既然心通于夏气，而心为阳中之太阳，这就说明太阳是阳之最，那为什么在《素问·六微旨大论篇》中说"太阳之上，寒气治之"呢？六气中"太阳"配的是"寒水"，为什么不是太阳配君火或者相火？这个问题一直困扰着历代的运气研究者。关于它的解释也是各种各样。但总之，历代医家对于"太阳之上，寒气治之"及"太阳寒水"的原理并未真正解释清楚。

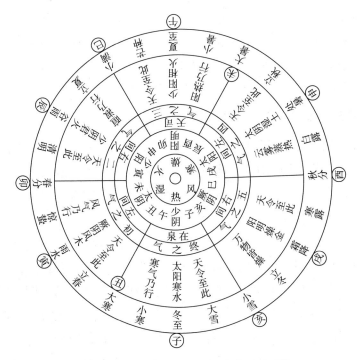

图3-30 刘温舒的"五运六气枢要之图"

下面我们从天体运行规律出发来破解"太阳寒水"和六气的命名原理。

中医的理论根源来源于天道，即天体的运行。中医群经之首《黄帝内经》就是一部从天人关系角度认识生命的专著。《黄帝内经》中共十万余字，其中就有2/3的篇幅是从"天人相应"的角度谈论生命现象和机制，因此中医就是一部

"天人医学"，故欲破解"太阳寒水"和六气的命名原理也要从天人观的思路出发，从天体运行规律的角度进行客观解释。

（一）破解原文的天文学背景

《素问·六微旨大论篇》中曰"帝曰：愿闻天道六六之节盛衰何也？岐伯曰：上下有位，左右有纪。故少阳之右，阳明治之；阳明之右，太阳治之；太阳之右，厥阴治之；厥阴之右，少阴治之；少阴之右，太阴治之；太阴之右，少阳治之。此所谓气之标，盖南面而待也。故曰：因天之序，盛衰之时，移光定位，正立而待之，此之谓也。少阳之上，火气治之，中见厥阴；阳明之上，燥气治之，中见太阴；太阳之上，寒气治之，中见少阴；厥阴之上，风气治之，中见少阳；少阴之上，热气治之，中见太阳；太阴之上，湿气治之，中见阳明。所谓本也，本之下，中之见也，见之下，气之标也。本标不同，气应异象。"

其实这里原文所交代的"盖南面而待也""因天之序，盛衰之时，移光定位"已经告知了本段原文所叙述的天文学背景，即在北半球面南而立，观察太阳的周年视运动的规律，如此可以看到太阳随着时间的变化在南北回归线之间周年性折返。"移光定位"即用立杆测影的方法观察太阳的位置。

（二）破解"太阳"及六气阴阳的客观含义

破解这个问题首先必须要指出的是，阴阳是相对的。阴阳属性的确定一定是有前提的。前提不同则阴阳属性的结论也不同。如果以空间分阴阳，则南为阳，北为阴，上为阳，下为阴。如果以时间分阴阳，则夏为阳，冬为阴，昼为阳，夜为阴。从《素问·六微旨大论篇》的原文可以看出，这里的阴阳前提是面南而立时，"因天之序，移光定位"，是太阳位置的空间阴阳。因为从方位角度而言，南为阳，所以太阳在南回归线的时候在北半球看太阳位置最南，因此为"太阳"（三阳）。当太阳从南回归线往北回归线折返时，太阳位置的阴阳属性就开始由阳转阴，如图3-31，就有"太阳之右，厥阴治之；厥阴之右，少阴治之；少阴之右，太阴治之"。太阴就是太阳在北回归线的位置，因为北为阴，最北就是"太阴"。太阳从北回归线再往南折返时，太阳的空间位置阴阳属性就开始由阴转阳，因此如图3-31就有"太阴之右，少阳治之；少阳之右，阳明治之；阳明之右，太阳治之"。这里三阴三阳的右行是自西向东旋转的方向，也正是太阳周年视运动的空间变化规律。因此六气的三阴三阳属性是太阳周年视运动的空间阴阳属性。

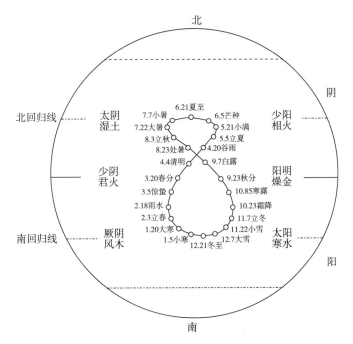

图3-31　六气时空图

注：图内的8字轨迹是北京地区2021年太阳节气日行轨迹柱坐标投影图

（三）破解"寒水"的客观含义

在五运六气理论中，"寒水"与"太阳"并不是一个层面的含义，同样"寒"和"水"也分别各有所指。正如《黄帝内经》中曰："寒暑燥湿风火，天之阴阳也，三阴三阳上奉之。木火土金水，地之阴阳也，生长化收藏下应之。"由此可见，"寒暑燥湿风火"是天气、是气候，其与太阳周年视运动的空间阴阳属性是相配的。而"木火土金水"代表的是"地"顺应天道变化的阴阳表现，其对应的地上表现是万物的生长化收藏。因此，天寒对地水，天暑和天火对应地火，天湿对应地土，天燥对应地金，天风对应地木。故"寒水"的含义是冬季寒冷的气候，在地上表现的是水的封藏之象，它更多呈现的是一个时间维度的状态。同理，"风木""君火""相火""湿土""燥金"亦是如此。

（四）破解"太阳寒水"及六气命名的原理

"太阳"指的是太阳的周年视运动在最南方（太阳之地）即南回归线的位置。"寒水"指的是地球上寒冷的季节。因此"太阳寒水"所表达的意思非常明确，就是指太阳在南回归线的空间位置时，地球上（指北半球）正值寒冷的冬季（时间）。这就是为什么"太阳"配"寒水"，它并不是表达"太阳"是"寒水"，而是同时从空间和时间的角度表达了一个天–地–人相关的事实。它是中国古人从"天人观"出发认识自然规律与人体规律的具体表现。

同理所示，"厥阴风木"表达的是太阳在厥阴之地，北半球正处于春风升发之时。"少阴君火"表达的是太阳在少阴之地，北半球正处于夏热生长之时。"太阴湿土"表达的是太阳在太阴之地，北半球正处于湿热生化之时。"少阳相火"表达的是太阳在少阳之地，北半球正处于夏火生长之时。"阳明燥金"表达的是太阳在阳明之地，北半球正处于秋燥收敛之时。

这也正是原文中所表述的标本问题。"标"指的是三阴三阳，是太阳的空间位置。"本"是指地球的气候，是地球的时间季节。虽然表面上看标和本是性质不同的，但是标和本却在空间和时间上是对应的，这也正是"本标不同，气应异象"的道理。

综上可见，"太阳寒水"及六气的命名是中医"天人观"和"时空观"综合集成的充分体现。中医理论来源于"天道"，即天体的运行规律。事实表明，解读中医理论，尤其是五运六气理论，脱离了"天道"，脱离了天人一体、时空一体的中医生命观特点，只会越解释问题越多。正所谓《素问·至真要大论篇》中说："知其要者，一言而终，不知其要，流散无穷。"

三、主气的天文学背景是什么

主气，即主时之气，主治一年正常的气候变化。主气分主一年二十四个节气，就是将一年二十四节气分成六步，每步为一气，包含四个节气，共计六十天八十七刻半。

主气之六步年年不变。初之气为厥阴风木；二之气为少阴君火；三之气为少阳相火；四之气为太阴湿土；五之气为阳明燥金；终之气为太阳寒水。一年中，按照气候变化的特点分为二十四个节气，这就是立春、雨水、惊蛰、春分、清明、谷雨、立夏、小满、芒种、夏至、小暑、大暑、立秋、处暑、白露、秋分、寒露、霜降、立冬、小雪、大雪、冬至、小寒、大寒。每一个节气为十五天多一点，每气所主的每一步包括四个节气为六十天零八十七刻半（一昼夜为百刻，一刻为十分），一年共六步二十四个节气，为三百六十五天零二十五刻。

《素问·六微旨大论篇》中说，主气是"地理之应六节气位"，即主气属地，主气的天文学背景是地球绕太阳周年的公转运动，本于地球绕太阳一周所接受的能量多寡。太阳系主要由太阳和八大行星组成，太阳质量占整个太阳系总质量的99.8%，在其引力作用下，地球及其他行星绕太阳作周期运动，正因为地球以一个固定的倾斜角绕太阳做周年运动，才使得太阳直射点在地球南北回归线之间周年往返运动，于是有了地球以年为周期的季节变化。在北半球的黄河中下游地区就表现为春、夏、长夏、秋、冬五季变化。同时因为地球绕太阳公转的轨道并不是一个正圆形，而是一个椭圆轨道，这个椭圆轨道有远日端和近日端，地球在近日点附近正是北半球的冬季、南半球的夏季，地球在远日点附近是北半球的夏季、南半球的冬季。根据实际观测，太阳在远日端附近，其运行的时间较长，这就是为什么在北半球我国黄河中下游地区夏季偏长的原因，而且在夏季之后还会有一个长夏。这也正是六气中有两个火，君火与相火的原因。在黄河中下游地区，从节气看，清明后天气开始转热，但并不是特别热，可以说是刚开始要热，所以清明到小满是二之气，为少阴君火。芒种到大暑这段时间才是北半球中纬度地区最热的时候，此时比二之气的时候更热些，因此三之气为少阳相火，故曰"君火以明，相火以位"。可见相火的热度比君火要大，这一点大家要注意，这对我们今后分析六气特点是很有意义的。

通过上面的分析也可以看到，六气的时间划分在历法上是根据二十四节气划分的，但是由于二十四节气的气候特征更适合于北半球的中纬度地区，因此更加精确的分析气候时，应该不拘泥于二十四节气的划分时间，而是要根据地理位置，尤其是纬度的不同来调整当地的六气交司时刻。比如，立秋节气到来，四之气气候开始，在北京会非常明显，但是在上海则会延迟，在广州会更加延迟。当我们知道这个道理后，就会根据实际地域状况进行符合当地气候特点的调整，搞清楚天文节点与当地气候的关系，这样才能做到对运气的灵活运用。南半球同理。

总之，主气的天文学背景是地球绕太阳公转的结果。

四、客气的天文学背景是什么

客气是指在天的三阴三阳之气，因其客居不定，与主气之固定不变有别，所以称为"客气"。客气和主气一样，也分为风木、相火、君火、湿土、燥金、寒水六种。客气运行六步的次序是先三阴，后三阳，具体次序是厥阴风木–少阴君火–太阴湿土–少阳相火–阳明燥金–太阳寒水–厥阴风木，周而复始，每年逆时针前进一步的位置，各个气位同调。

客气属天道，受各天体运行影响。古人观察到，地球围绕太阳的运动奠定了地球气候"春生夏长，秋收冬藏"的总基调。如果太阳系中没有其他星体的存在，太阳对地球气候和人体生命过程的影响，就会以1年为周期循环，1年间无区别，即每一年的春天都是一样的春天。但是事实并非如此，每一年的春天都有不一样的气候表现。

运气学凝结了古人的智慧，必然不会是一个简单的单因素系统。古人观察到地球气候在四季变化的基础上，仍会有一定的不同，且具有一定的规律性。在《素问·天元纪大论篇》中说："太虚寥廓，肇基化元，万物资始，五运终天，布气真灵，揔统坤元，九星悬朗，七曜周旋。曰阴曰阳，曰柔曰刚，幽显既位，寒暑弛张，生生化化，品物咸章。"在这里，古人意识到七曜（即日月五星）对气候变化的影响。而通过一定的推理可知太阳系从中心向外依次为水星、金星、地球、火星、木星、土星、天王星、海王星、冥王星。以地球公转轨道为界，水星、金星称为地内行星，火星、木星、土星、天王星、海王星、冥王星称为地外行星。由于太阳系的半径约50天文单位，银河系中其他恒星系距地球十分遥远，所以对地球气候的影响可不予考虑。太阳系中像天王星、海王星、冥王星这三个行星、行星的卫星，或因遥远，或因质量太小，或因温度不高等，其影响也可近似略去。但是从靳九成等关于七曜对地、对人体最大引力和引潮力的估算，月球虽小，但距地球最近，对人体的引潮力是太阳的2倍多，是影响人体生命过程的次要天体。水、金、火、木、土五曜引潮力、引力虽然比月球小很多，但近地点引潮力、引力与远地点引潮力、引力之比很大，金、火星分别达241.8倍、112.0倍，其次为水、木、土星，每年变化幅度也很大，所以木、火、土、金、水五曜也是不可忽视的次要天体。

因此，太阳是决定地球气候、影响人体生命过程的主要因素，它是主气的天文学背景。月球、木星、金星、火星、水星、土星等对地球的影响很可能是客气产生的天文学背景。至于是哪个或哪几个星体的作用，还需要进一步研究。

五、甲己为什么化土

在《素问·七篇大论篇》中首次提出了十干纪运。《素问·天元纪大论篇》中云："甲己之岁，土运统之。"这是甲己化土说法的由来。《素问·五运行大论篇》中云："臣览《太始天元册》文，丹天之气，经于牛女戊分；黅天之气，经于心尾己分；苍天之气，经于危室柳鬼；素天之气，经于亢氐昴毕；玄天之气，经于张翼娄胃。所谓戊己分者，奎壁角轸，则天地之门户也，夫候之所始，道之所生，不可不通也。"见五气经天图，图3-32。

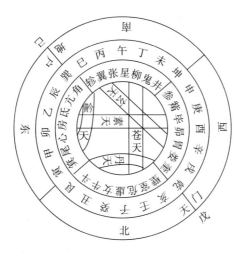

图 3-32 五气经天图

"黅"为黄色，所以黅天之气就是黄天之气。黄色五行属土，因此，由于黅天之气贯于心、尾、角、轸——即甲、己之位，所以甲己相合，主土运。由此可见，甲年和己年其岁运为土，应该与天体格局有关。至于是什么样的天体格局所形成，这一点还需要进一步的研究揭示。

六、二十八宿是什么

我国古代天文学家把天空中可见的星宿分成二十八组，称为二十八宿，东、西、南、北四方各七宿。东方苍龙七宿是角、亢、氐、房、心、尾、箕；北方玄武七宿是斗、牛、女、虚、危、室、壁；西方白虎七宿是奎、娄、胃、昴、毕、觜、参；南方朱雀七宿是井、鬼、柳、星、张、翼、轸。一面七宿，四面构成了青龙、朱雀、白虎、玄武四象。二十八宿的排列顺序是逆时针右旋，其运动方向是顺时针左旋。如图 3-33。

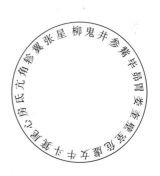

图 3-33 二十八星宿图

二十八宿的功能是什么呢？二十八宿是用来标记日月星辰的运行位置的。日月在天空运转一周为 360°，这 360° 称作天度。《素问·六节藏象论篇》中说："天度者，所以制日月之行也。一日行一度，月行十三度而有奇焉。"然而，天度是无形的，何以划分？于是古人在实际观测中就发明了用日月运行轨道附近的星辰作为标识，去度量日月的行程。如《素问·八正神明论篇》中说："星辰者，所以制日月之行也。"正如《尧典》记载的那样，日出迎日，日落送日，古人逐渐在黄道附近发现了不少偕日升落的恒星，并用这些恒星作为计算日月行程的"日月舍"之处。由于一个恒星月为27.322天，大概为二十八天，所以在黄道附近那些恒星中取了二十八组星宿组成了二十八宿系统，又称"二十八舍"。所以，王充在《论衡》中说："二十八宿为日月舍。"《吕氏春秋·圆道》中说："月躔二十八宿，角与轸属，圆道也。"有了二十八宿量度日月运行的标尺，那么，偕日出、偕日没的论述，冲日法的论述，昏中、旦中测定太阳位置的论述等，才有了依据。

二十八星宿和西方的黄道十二宫、现代天文学的黄道星座有区别也有联系。三者均是对黄道的一个划分。但黄道十二宫是将黄道360°人为均分为12等份，即十二宫，每一宫30°，是西方占星术语。而现代天文学的黄道星座，是指实际在黄道附近的星座，现在因为地轴摆动周期（岁差）的问题，蛇夫座从赤道带星座进入黄道，因此黄道星座共有十三个。它们的分布是不均的，最长的是室女座，在黄道上长44°，几乎是黄道全长的1/8，最短的是天蝎座，只有5°。二十八星宿是中国古人将黄道星体按照实际情况划分为28个星区，用以标记日月的行程。

从表面看以下两张图3-34、图3-35是一样的，但仔细看就会发现它们是有区别的，主要是二十八宿的排列顺序。图3-34是逆时针排列，中间有北斗。图3-35逆时针排列，中间没有北斗。因此，图3-34是有北斗的28宿星图，它是面北以北斗旋转为主的28宿星图，图3-35是面南观天逆时针方向黄道28宿图，是观太阳出入偕日出发现的28宿星象图。（参见田合禄文献）

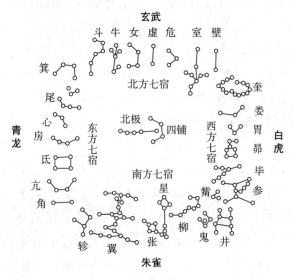

图3-34　面北以北斗旋转为主的28宿星图

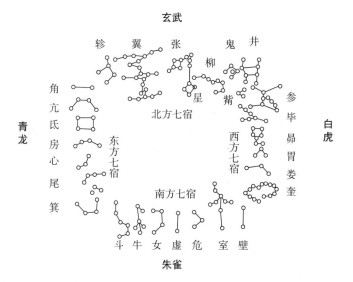

图3-35　面南观天逆时针方向黄道28宿图

七、气候变化与哪些星体有关

五运六气学说是一门将气候变化与防治人体疾病有机联系起来的学问。而地球的气候变化与天体的运行是密不可分的，这也正是五运六气学说是天道之学的原因。我们知道地球春夏秋冬的变化主要和太阳的周年视运动变化有关，即主气主运的天文学背景。其实除了太阳之外，五星和月球对地球气候的影响也很大。在现代研究中，我们可以看到星体对气候是有影响的。

栾巨庆先生曾一直在进行星体运动与天气、地震等方面的预测。他认为日、月、行星对天气变化均有影响（栾巨庆《星体运动与长期天气地震预报》），尤其是行星。栾巨庆先生曾根据行星对应区方法，预测了1993年的厄尔尼诺现象，并且"50年预报洪涝年均准确率为8/11（73%）"，这些都证明了行星对大气环流有很大的影响。

那么行星怎么会对地球上的气候有如此大的影响呢？虽然行星比起太阳来说，对地球的影响较小，但行星对地球"增温"是在太阳"大增温"基础之上，再对行星对应区增温5℃左右，这样一来，就可以与其他地方产生温度差，大气环流便会变化，从而增加降雨量。尤其是地内行星，当运行到太阳与地球之间时，其对地球的影响加大，因此，行星的力量不容小觑。另外月球对地球的影响也很大，它主要表现在引潮力上。每次起潮，都呈现"上实下虚"的状态，大气快速上升，则下部会变空虚，因此上部大气起潮，下部不起潮，便会形成气温差，从而使得大气环流异常。

栾巨庆曾总结说："太阳是维持地球上各地季节正常循环的天体，只是由于行星和月亮位置的变化而使正常循环的季节受到干扰，从而出现雨季的提早或推迟、奇旱或大涝、奇寒或酷热等反常天气或异常气候。"又说："日、月、行星它们虽是互相影响，但它们似乎还有较明显的分工，各自都担当了天气变化的不同角色。太阳担任蒸汽的制造者，行星担任旱、涝的指挥者，月亮是行星的助手。"还说："黄道是天文气象预报的重要区域，'经验对应区'的中轴线就是黄道圈。行星、月亮的视赤经、视赤纬对'对应区'的影响是否集中，就看它是靠近黄道还是远离黄道。如果行星、月亮靠近黄道，则其影响就集中，特别是行星、月亮的轨道与黄道相交时，其赤经、赤纬的作用就完全重合，这时'对应区'的作用较大，降雨量当然也更大。"

由此表明，地球气候的变化是日月五星共同作用的结果。因此学习和研究中医运气学说不能够脱离与地球相关的天体运行以及天体运行对地球的影响而独立进行。

第四章　五运六气的历法学知识

第一节　历法概述

一、什么是历法

历法是研究日月五星运行，推算各种计时单位长度，建立关系，制定时间序列法则的科学。

中国以农业立国，农时和季节密切相关。因此，授时颁历是中国历代君主的要务。中国历法也是世界上历法科学中最丰富、种类最多的国家，经历了早期的观象授时到精准的推步治历全过程。据《历法通志·历法总目》中记载，自黄帝历至清代太平天国的洪秀全时期，有名或有字可考的历法共102部。

历法包括年、月、日、时四个时间单位，将纪年、纪月、纪日、纪时法则称为纪元，将历法的起点称为历元，纪元和历元就是历法成立的两要素。在102部历法中，将以上古帝王为名的黄帝历、颛顼历、夏历、殷历、周历和鲁历称古六历，其记载于《汉书·律历志》中但并不完整，因此考察研究难度较大。西汉时由邓平、落下闳等人所创立的《太初历》是我国现存第一部完整历法。我国颁布的历法，除太平天国时期的天历是太阳历外，其余均是阴阳合历。所以，阴阳合历被称为我国的传统历法。依据史前时期的遗物和传说，太阳历的遗迹随处可见。所以，我国最早的历法应该是太阳历，然后发展至阴阳合历，而官方应用最久的是阴阳合历。

二、天文历法对中医重要吗

天文历法对中医理论的应用研究十分重要。古人通过观测日月星辰，逐步掌握人体健康和疾病的规律，并在遵循和使用规律以达到预防和治愈疾病的科学实践中形成了中医。如中医的阴阳学说、藏象学说、经络学说等，均是在天文历法的基础上建立而成。其中，五运六气学说（简称运气学说）把自然气候变化和人体发病规律统一起来，从时间的节律探讨气候变化对人体健康与疾病发生的关系，涉及古代天文学、历法学、生物学等方面的知识。因此，中医和五运六气学说均与天文历法密切相关。我国现存最早的医学典籍《黄帝内经》中记载了较为完备的天文历法知识，且对中医医师提出需要掌握天文历法的学习要求，如《素问·气交变大论篇》中云："夫道者，上知天文，下知地理，中知人事，可以长久。"《素问·六节藏象论篇》和《灵枢·官针》中均有："不知年之所加，气之盛衰，虚实之所起，不可以为工矣。"也就是说，《黄帝内经》认为医师如果不掌握天文历法，那就无法明晰不同年份气候、物候的盛衰情况以及对疾病虚实的影响，也就无法成为一个合格的中医医师。因此通晓天文历法是一个合格的中医医师的基本要求。

三、历法的分类有哪些

（一）历法的天文学基础是日月五星运行规律和周期

以天文学背景为依据，可将历法分为太阳历、太阴历和阴阳合历三种。

太阳历是指以地球绕太阳公转运行周期为基础，年长为回归年长，一年＝365.2422天，四年多一天，闰年为366天。

太阴历是以月亮盈亏状态的平均周期为基础，一个月＝29.53059天，一年＝354.36708天，六个小月＝29天，六个大月＝30天，三年后太阴历年多一天，即五个小月，七个大月，闰年为355天。

阴阳合历是调和月球绕地球的运动周期和地球绕太阳的运动周期而制定的历法，要求历法的月是朔望月，年又需符合回归年，一个月的初一是朔月或新月，一年为354或355天，与回归年相差10～11天，三年后多一个月，闰年为383或384天，是我国除太平天国时期太阳历外，自古以来的官方历法，详见表4-1。

表4-1 太阳历、太阴历、阴阳合历历法特点表

分类	太阳历	太阴历	阴阳合历
天文学背景	地球绕太阳公转周期	月相盈亏周期	绕太阳公转和月相盈亏周期
平年年长	364.2422天	354.36708天	354或355天
闰年年长	366天	355天	383或384天
闰年时间间隔	近4年盈闰1天	近3年盈闰1天	近3年盈闰1个月
每月长	现行公历小月28或30天，大月31天	小月29天，大月30天	小月29天，大月30天

（二）历法和天象数

天象数可以分为日象一曜历，月象一曜历，日月二曜历，日、月、水、金、火、木、土象七曜历。太阳历属于日象一曜历，太阴历属于月象一曜历，阴阳合历属于日月二曜历。

（三）历法功能

历法依据功能可以分为生活历法、法定历法、特定社会活动历法和研究历法。生活历法的年、月的日数取整数，如公历、农历就属于生活历法。中国传统农历、现行公历等历法年、月的日数为整数且需要规定历元，这种由国家法定的历法称为法定历法。特定社会活动历法特指回历（太阴历），仅用于宗教事务中，为典型的特定社会活动历法。研究历法，如运气学说的岁气历、流传千年的易历、生命历，其年、月的日数不需要取整数，无所谓历元。

（四）古代文献中的历法

古代文献中的历法包括火历、北斗历等。火历是尧帝时代将二十八宿中的大火星，又称商星，作为纪年标准星的历法。北斗历是以北斗星围绕北极星做以北极星为中心的圆周运动，旋转一周360°，则一岁长360日的历法。

四、目前我们用的公历符合"天人合一"吗

公历是明末以后由西方传教士传入中国的儒略历和格里高利历，都是以地球绕太阳运行周期的太阳历。1912年1月孙中山宣布使用公历，迄今为止，公历在我国使用一百多年。由于公历带有西方背景和宗教目的，所以曾在清代受到维护儒学地位者的强烈反对，认为公历是"暗窃正朔之权予西洋"，意味着将国家颁布历法的权利转让给西方国家。可见当时国人对中历和西历有明确区分，且将公历置于中国历法的对立面。而事实或许确是如此，公历（儒略历/格里高利历）的纪年带有明显的宗教性，将耶稣诞生之年作为元年，即公元1年。公历的历元为每年的一月一日，即冬至后十日，没有明确的天文学意义，无法体现太阳、地球、月亮三者的天文学规律，在气候、物候方面也没有精确的相关节气体现。此外，公历规定1月、3月、5月、7月、8月、10月、12月日数为31天，2月日数为28天，4月、6月、9月、11月日数为30天，一年为365天，闰年将2月日数加1天，闰2月为29天，则闰年为366天。这是因为公元前44年，奥古斯都继承王位，由于他出生在8月，就下令将8月由30天改为31天，并以其帝号August命

名8月。此外将9月、11月由31天改为30天，10月、12月由30天改为31天，2月改为28天。由此可见，公历的纪月是人为随意规定的，没有任何天文学意义，它追求的是地球绕太阳运行周期的精准度，而不重视太阳直射点在南北回归线运动所带来的地球四季的交替。

人类生活在地球上，无时无刻不受到地球季节气候环境的影响。因为地球公转轨道类似椭圆形，太阳位于椭圆形的一个焦点（并不是中心点），当地球沿公转轨道绕到太阳最北边，地球距离太阳较远称远日点，太阳光直射地球北回归线，地球北半球得到光照热量最大，此时，北半球为夏季，南半球为冬季。可见，太阳和地球的天文学位置可以表示地球的季节，比如立春，就是太阳在黄经315°的位置，表明春天开始了。但公历的月份由人为规定，无法体现四季寒暑的区别。另外，太阳、月球的引力以及地球的离心力，三者的矢量合，称引潮力。当太阳、地球、月球天文学位置位于同一直线时，此时是每月初一（朔月）或十五（望月），引潮力最大。引潮力随着日地月天文位置、时间的改变，会出现周期性变化。现代研究也表明引潮力会对人体气血、睡眠产生影响。中国的阴阳合历或者太阴历就可以反应月球对地球、对人的影响，而公历就没有这一功能。

由此可知，公历只强调地球绕日公转周期的精准性，带有一定的宗教色彩，纪月由人为随意规定，无法体现太阳、地球、月亮的相互位置带来的季节气候变化，也就无法和人的生命活动密切相连。所以目前我们使用的公历并不符合"天人合一"的思想。

五、生命历法是什么

生命历法是指能反映天体运行对地、对人体影响的历法，属于研究性历法。简而言之，生命历法是一部关注人体健康的历法。这就要求历法应该尽量全面的包含影响地球的天体，能够包含的天体越多就越对生命指导有意义。

由于地球位于太阳系中，是距离地球的第三颗行星，距太阳由近及远分别是水星、金星、地球、火星、木星、土星、天王星和海王星，月球是地球的卫星。当天体的质量越大，温度越高，离地球越近，对人的影响就越大。因此，太阳系的中心太阳，是影响人体生命最主要的因素。月球是离地球最近的卫星，其引潮力是太阳引潮力的2倍多，是影响地球人体生命节律的第二因素。水星、金星、火星、木星、土星与地球较近，其引力、引潮力较大，因此除太阳、月球外，此五星的引力也是影响人体生命的重要因素。所以日、月、五星是与地球人类关系非常紧密的天体，在《黄帝内经》中称此七星为七曜。《素问·天元纪大论》中云："太虚寥廓，肇基化元，万物资始，五运终天，布气真灵，揔统坤元，九星悬朗，七曜周旋，曰阴曰阳，曰柔曰刚，幽显既位，寒暑弛张，生生化化，品物咸章。"揭示了与人类生命相关的"天"是北斗七星和黄道二十八宿背景下的日、月、五星这七曜。因此，生命历法涵盖了日、月、五星的运行规律，并可以指导人类生命、生活。

通过靳九成先生的研究发现，水、金、火、木、土这五曜视运动分别具有10、5、2、12、30年轮回准周期，当太阳循黄道运动60周年时，水、金、火、木、土这五曜各周转246、96、30、5、2周，月球出现742个朔望月、795个近点月，近、朔月会合53次，都回到原位，由此可见太阳周年、五曜视运动、月对地近朔月有共同的会合准周期60年。

运气学说以六十甲子年为周期，其中天干具有5年、2年、10年周期，地支具有12年周期，运气加临具有30年周期，干支相合具有60年周期。因此干支甲子历法系统可以涵盖日、月、五星的运行规律，所以未来的生命历法也应该是以干支甲子历法体系为基础，并与人类健康紧密相连的天人历法体系。

第二节　五运六气的历法系统

一、什么是"三正"

《史记·历书》云："王者易姓受命，必慎始初，改正朔，易服色，推本天元，顺承厥意。"颁布历法是古代君权统治的象征，"正朔"指新历法，百姓使用君主颁布的新历法，意味着接受其统治。

"三正"是指从周代至春秋战国时期，在我国不同地区使用的三种不同岁首的历法制度，即夏正建寅、殷正建丑、周正建子，合称三正。夏历以寅月（农历一月）为岁首，殷历以丑月（农历十二月）为岁首，周历以子月（农历十一月）为岁首，这种差别在历法上称为"建正不同"。由于"建正不同"，相同的月序在不同的历法中，并不代表同一个月份。例如，夏历的正月（寅月），是殷历的二月，周历的三月。殷历的正月，是夏历的十二月，周历的二月。即周历比殷历早一个月，比夏历早两个月。因此，要明确月份和季节之间的对应关系，就要知道该历法的"建正"。

三种历法"建正"不同，是因为各有侧重，《汉书·律历志》中云："其于三正也，黄钟子为天正，林钟未之冲丑为地正，太族寅为人正。"岁首对应的十一月、十二月、一月的气候各不同，万物的生长发展各异。"三正"即天、地、人之正，将每个月的气候、物候之态，分别象征了天、地、人。于是，"三正"表面看是三种"建正"，是不同的历法制度，其实质是反映了中国古人注重用天、地、人的自然规律来规范人们生活的"天人合一"思想。

二、《黄帝内经》中用了哪些历法种类

我国现存最早的医学典籍《黄帝内经》中用了太阳历、太阴历和阴阳合历这三种历法。

（一）太阳历

太阳历是《黄帝内经》也是五运六气理论采用的主要历法形式。在《灵枢·卫气行》《素问·六节藏象论篇》《素问·气穴论篇》《素问·天元纪大论篇》《素问·六微旨大论篇》《灵枢·九宫八风》等篇章中均可以见到太阳历的原文。

太阳历以地球绕太阳运行周期为"岁"长，1岁=1回归年=365.2422天。在《素问·六节藏象论篇》中云："三百六十五日而成岁。"《素问·六节藏象论篇》云："余闻天以六六之节，以成一岁，人以九九制会，计人亦有三百六十五节以为天地，久矣。"《素问·气穴论篇》云："余闻气穴三百六十五，以应一岁。"太阳历四年闰1日，如《素问·六微旨大论篇》中云："故二十四步积盈百刻而成日也。"这里的二十四步是四岁，1日=100刻，故四岁积100刻=1日。此外，太阳历包括了二十四节气，如《素问·天元纪大论篇》中云："五六相合而七百二十气，为一纪，凡三十岁，千四百四十气，凡六十岁，而为一周，不及太过，斯皆见矣。"二十四节气×30岁=720节气，二十四节气×60岁=1440节气。

值得注意的是一岁有365日，而《黄帝内经》中原文还有一岁360日，这是因为古人测量方法是"立端于始，表正于中，推余于终，而天度毕矣"（《素问·六节藏象论篇》）。立杆测影，日影游杆一周360°，每日走一度，故全年360日。在《黄帝内经》中有两种太阳历法形式。

1. 365.25日太阳历

（1）太阳回归年长太阳历。一岁=一回归年=365.25天。如《素问·六节藏象论篇》中云："三百六十五日而成岁。"另外还有许多在《黄帝内经》中提及365日和数字的篇章。

（2）六气太阳历。60.785日为一气，六气365.25日为一岁。《素问·六微旨大论篇》中云：“甲子之岁，初之气，天数始于水下一刻，终于八十七刻半；二之气，始于八十七刻六分，终于七十五刻；三之气，始于七十六刻，终于六十二刻半；四之气，始于六十二刻六分，终于五十刻；五之气，始于五十一刻，终于三十七刻半；六之气，始于三十七刻六分，终于二十五刻。所谓初六，天之数也。”

2.360日太阳历

（1）四时太阳历。六个节气90天为一时，“四时”360日为一岁。如《素问·四气调神大论篇》中云：“春三月，此谓发陈……夏三月，此谓蕃秀……秋三月，此谓容平……冬三月，此谓闭藏。”以及《素问·六节藏象论篇》中云：“五日谓之候，三候谓之气，六气谓之时，四时谓之岁，而各从其主治焉。”

（2）五行五季太阳历。每一季72日，五季360日为一岁。如《素问·阴阳类论篇》云：“春甲乙青，中主肝，治七十二日，是脉之主时，臣以其脏最贵。”又云：“脾者土也，治中央，常以四时长四脏，各十八日寄治，不得独主于时也。”

（3）六气六甲周太阳历。60日为一甲周，六个甲周360日为一岁。如《素问·六节藏象论篇》云：“天以六六为节，地以九九制会，天有十日，日六竟而周甲，甲六复而终岁，三百六十日法也。”

（二）太阴历

太阴历在《黄帝内经》中也有体现，如在《素问·五脏生成论篇》中云：“人有大谷十二分，小溪三百五十四名。”数字三百五十四合太阴历年长＝354/355日。但《黄帝内经》中并未明确记载太阴历的年长。《黄帝内经》中有记载大小月之分，如《素问·六节藏象论篇》中云：“大小月三百六十五日而成岁。”恒星月的记载，又如《素问·六节藏象论篇》中云：“日行一度，月行十三度而有奇焉。”太阴历以月球月相周期为准，十二个朔望月为一年。《黄帝内经》中的太阴历没有明确形式，主要以太阴历法的广泛应用为要，如“月事衰少不来”“月始生，则血气始精，卫气始行”来阐释人体气血运行、疾病治疗原则与太阴历之间的联系。

（三）阴阳合历

阴阳合历在《黄帝内经》中应用不多。在《素问·六节藏象论篇》中云：

"日行一度，月行十三度而有奇焉，故大小月三百六十五日而成岁，积气余而盈闰矣。"阴阳合历包括太阳、月亮两个运行周期，为协调阳历和阴历的时间长度，需要十九年置七个闰月，即十九年有二百三十五个朔望月。《黄帝内经》阴阳合历的形式是四季、四时阴阳合历，即将一年分为四时、四季，称春三月、夏三月、秋三月和冬三月，且将正月朔日（初一）作为岁首。如《素问·六元正纪大论篇》中有："夫六气者，行有次，止有位，故常以正月朔日平旦视之，睹其位而知其所在矣。运有余，其至先，运不及，其至后，此天之道，气之常也。运非有余非不足，是谓正岁，其至当其时也。"

关于《黄帝内经》分类和五运六气的历法体系还可以参考附篇《〈黄帝内经〉历法体系探析》和《再论〈黄帝内经〉五运六气历法》。

三、年和岁有区别吗

年和岁作为时间单位，但在历法中实际上是两个完全不同的时间长度。

年，一般指从正月朔日（正月初一）到下一个正月朔日（正月初一），一年=354/355天，一闰年=383/384天。上一节中历法按天文学背景分类时，提到阴阳合历，与年的时间长度完全一致。可见，年属于阴阳合历，是包含地球绕太阳和月球绕地球两个运行周期的历法。

岁，一般指从冬至到下一个冬至，时间长度是一个太阳回归年，一年=365.2422天，一闰年=366天。同样，岁按照天文学背景分类，符合太阳历的年长。岁属于太阳历，是地球绕太阳运行周期的历法。《周易·系辞下》中云："寒往则暑来，暑往则寒来，寒暑相推而岁成焉。"岁的时间长度可以从冬至到下一个冬至，也可以从立春到下一个立春，但要保证以同一个节气起始，就是完整的一岁。现行天文学规定回归年为太阳连续两次通过春分点的时间间隔，即太阳中心自西向东沿黄道从春分点到春分点所经历的时间。古人利用最古老的天文仪器圭表，观测太阳日影，通过日影最长的冬至日来确定岁长。依据《中国天文学史》，立杆测日影的方法最早出现于新石器时代中期，距今已有5000多年。年协调朔望月和回归年，是中国传统历法的时间单位，自公元前2000年左右在《尚书》中就有相关记载，迄今为止已有近4000年的历史。

四、五运六气用的是农历吗

农历是我国的传统历法，属于阴阳合历。依据新颁布的《农历的编算和颁行》，其中提出农历是现行的中国传统阴阳历法，依据太阳和月球位置的精准预报，以约定的日期编排规则、编排日期，并以传统命名方法表述日期。农历日期包括农历日、农历月、农历年。农历日以北京时间为标准时间，一日＝24小时，并将朔日作为农历月的第一个农历日。朔日是月球在太阳和地球中间，月球和太阳黄经相同，这时在地球上看不到月亮，视为第一个农历日。农历月以一次月相朔望变化为一个月，按照小月29天、大月30天时间间隔进行编排。农历年分平年和闰年，平年有12个农历月，闰年有13个农历月，将冬至所在农历月之后的第二个农历月（不算闰月）作为农历年的第一个农历月。

但是依据《黄帝内经》运气七篇的记载，运气学说是在太阳历的基础上划分了岁、五运、六气、二十四节气和岁气会同年等。此外运气学说中并未提及干支纪月，也未安排闰月干支，不符合农历的闰年。由此可见，运气学说使用的不是农历，如前文所提运气学说使用的是以干支为表述的太阳历，是岁气历。

五、五运六气岁气历的特点是什么

在上一节阐述天文历法对中医重要性的时候，提出运气学说涉及古代天文学、历法学、生物学等方面的知识。可见，运气学说的岁气历法是五运六气理论发展的基础，符合其理论各方面知识。岁气历的特点如下。

（一）纪太阳回归年，即纪岁

古代用漏刻纪时，1日＝100刻，《素问·六微旨大论篇》中详细记载了甲子岁、乙丑岁、丙寅岁、丁卯岁四岁的水下百刻，指出第五年戊辰岁会重新和甲子岁相同，从而提出运气学说的"岁气会同年"。依据原文每一岁水下纪时共三百六十五日零二十五刻，每岁时长周而复始。因此，岁气历的特点是纪"岁"，属于太阳历。

（二）无闰年闰月，四年闰一日

岁气历纪岁，每年余0.25日，四年积闰一日，符合太阳历闰日，《素问·六微旨大论篇》《素问·六节藏象论篇》等篇章中均有相关记载。

（三）月以二十四节气为主

《素问·天元纪大论篇》中指出岁气历以二十四节气作为时间长度，三十岁为一纪，包括七百二十节气，六十岁为一周，包括一千四百四十节气。二十四节气是太阳周年视运动轨迹的二十四个等分点，属于太阳历。

（四）岁首

运气学说六气的厥阴风木是一岁的岁首，也是春始。按照古代历法，立春是中国阳历的岁首。岁气历以立春为岁首符合中国阳历。《素问·六节藏象论篇》中也说："求其至也，皆归始春。"始春即立春。但唐代王冰注运气七篇时也提出："初之气，起于立春前十五日。"立春前十五日即为大寒。因此，岁气历的岁首是取立春还是大寒，学术界还有争议，可以确定的是岁气历的岁首是节气。岁气历用六十甲子纪岁并周转，"天气始于甲，地气始于子，子甲相合，命曰岁立，谨候其时，气可与期"。十天干和十二地支以阳干配阳支、阴干配阴支的组合方法，起于甲子，终于癸亥，组成六十干支为一周期，周而复始。

六、岁气历的岁首是立春还是大寒

岁气历的岁首是立春还是大寒节气，各学者所持观点不尽相同。就传播的广泛性来说，立春说不及大寒说，但在原理的讨论中，大寒说不及立春说。大寒说起始源于唐代王冰注《素问·六微旨大论篇》，王冰注曰："天之六气也，初之气，起于立春前十五日，余二、三、四、五、终气次至，而分治六十余八十七刻半。"立春前十五日即为大寒。后世医家多以此为依据，将大寒作为岁气历的岁首。

立春说同样源于王冰的补注，在补注《素问·六节藏象论篇》《素问·六元正纪大论篇》中指出"岁半，谓立秋之日"，以此推理，如果岁半是立秋，则岁首就是立春。而且仔细研读王冰对《素问·六节藏象论篇》的补注，就能知道"候其年，则始于立春之日；候其气，则始于四气定期；候其日，则随于候日，故曰谨候其时，气可与期也"。候气指"凡气之至，皆谓立春前十五日，乃候之初也"。因此，王冰以立春候其年，以大寒候其气，关注重点并不一样。

正如上一节在阐述岁气历特点时提出，岁气历作为中国的太阳历，就历法本身而言，立春作为岁首更符合岁气历。寅月为"春正"，此时"阳气微上，阴气微下""人气一阳生"。除历法本身特点外，岁气历关注的是气候变化、人体健康和疾病的关系，是人、是生命，不是气候本身，因此以立春为岁首更符合运气学说注重生命健康的目的。因为人体的一切生命养生活动均从春季开始，立春乃万物起始、一切更生之义也。所以岁气历当以立春为岁首。

七、古代人是如何调节360日太阳历与回归年问题的

干支甲子历是指含有六周甲的太阳历，每周甲60日，六周甲360日为一岁，

以360日长度的历法实际上是太阳历。但一回归年长＝365.25日和干支甲子历360日之间相差5~6天，多出来的5~6天怎么办呢？所以，聪明的古人通过调整夏至和冬至时间协调回归年多出来的天数。一年360天，剩余5天为"八能之士"调历日，是君臣和民众从乐五日，为"过年日"。《纬书·通卦验》云："以日冬至日始，人主不出宫，商贾人众不行者五日，兵革伏匿不起。人主与群臣左右从乐五日，天下人众亦在家从乐五日，以迎日至之大礼。人主致八能之士，或调黄钟，或调六律，或调五音，或调五声，或调五行，或调律历，或调阴阳，政德所行，八能以备，人主乃纵八能之士击黄钟之钟，人敬称善言以相之。乃权水轻重，释黄钟之公，称黄钟之重，击黄钟之磬。公卿大夫列士乃使八能之士击黄钟之鼓，鼓用革焉……天地之扣（声）应黄钟之音，得蕤宾之律应，则公卿大夫列士以德贺于主人。因诸政所请行五官之府，各受其当声调者，诸气和，则人主以礼赐公卿大夫列士。五日仪定，地之气和，人主公卿大夫列士之意得，则阴阳之晷如度数。夏日至之礼，如冬日至之礼，舞八乐，皆以肃敬为戒。黄钟之音调，诸气和，人主之意慎（得），则蕤宾之律应；磬声和，则公卿大夫列士诚信，林钟之律应。此谓冬日至成天文，夏日至成地理。鼓用黄牛皮，鼓圆径五尺七寸。瑟用桑木，瑟长五尺七寸。间音以箫，长尺四寸。故曰：冬至之日，立八神树八尺之表，日中规其晷之如度者，则岁美，人民和顺；晷不如度者，则其岁恶……晷进则水，晷退则旱，进尺二寸则月食，退迟则日食……晷进为赢，晷退为缩……是故邪气数致，度数不得，日月薄食，列星失其次，而水旱代昌。"调历注重冬至日影，通过立杆测影来实现。立杆测日影一圆周是360日，360日到了，但日影还没有到达最长点，因此就有5~6日的过年日，因为回归年长的确切时间是波动的，存在4年多1天的情况，因此在黄帝时期的360日太阳历在通常的5天过年的基础上，需要八能之士共同来进行调历，以确定确切的交司时间，最终等到"阴阳之晷如度数"，则新的一岁开始了。所以传统的干支甲子历不存在累计性误差，因为它是每年都调历，都与天道进行校正。

十月太阳历与干支甲子历十分相似。十月太阳历将一年分为十个月、五个季，每个月36天，一季72天，一年共计360天，比回归年少的5~6天视为过年日，不记在月内。但与干支甲子历在冬至过年不同的是，十月太阳历在夏至、冬至均过年，夏至过大年3天，冬至过小年2天，闰年3天。即通过圆盘测日影，当太阳从北回归线往南运动，圆盘转180°时，太阳并没有运行到365.25日的一半，日影长度不足圆盘半径，还需等待2天日影才能到冬至日的日影长度，因此将等待的2天称为冬至小年。同样，圆盘转180°，等待夏至无日影到达的3天，就是夏至大年。可见，无论是干支甲子历还是十月太阳历，一岁=360日在调节太阳回归年相差天数时，是通过民众放假日来协调的。

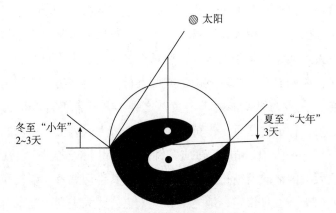

图4-1 彝族十月太阳历调历示意图

八、干支历法中年、月、日时如何规定的

干支历法以立春为岁首，岁长为回归年，交节日为月首，一节一中为一个月，岁、月、日和时均由太阳视运动决定，与月相变化无关。殷墟卜辞显示3000多年前，古人已经熟练掌握干支纪日。西汉末至今，一直采用干支纪年。2000多年来，干支历法纪时和历法数序纪时相互配合又各成系统。干支历法以十天干和十二地支配合，组成六十干支纪年、月、日和时，起于甲子，止于癸亥，周而复始。干支历法纪时系统有明确的约束规定，由岁干支决定月干支，日干支决定时干支。

干支纪岁和干支纪月之间的约束关系，依据五虎遁口诀如下。甲己之年丙作首；乙庚之岁戊为头；丙辛必定寻庚上，丁壬壬位顺水流；若问戊癸何处起，甲寅之上好寻求。例如，逢甲己之岁，首月干支为丙寅，其后为丁卯月、戊辰月等，其余月干支依照六十干支表顺序依次排列。

干支纪日和干支纪时之间的约束关系，依据五鼠遁口诀如下。甲己还加甲，乙庚丙作初，丙辛从戊起，丁壬庚子居，戊癸何方发，壬子是真途。例如，甲己之日，当天子时干支为甲子，其后为乙丑、丙寅等，其他时间依照六十干支表顺序依次排列。值得注意的是，干支历法只在历书中标注或在民间用于象数和命理学中，没有完整的保存记载，其在历法上的意义还可以继续深入研究。

九、真太阳时是怎么一回事

真太阳时属于历法中的"日"时间，是以太阳自西向东的真实周年视运动为依据建立的时间计量系统。真太阳时的一"日"指真太阳连续两次上中天（头顶）的时间间隔，规定真太阳下中天（半夜）为真太阳时的起算点，称"真子夜"，以真太阳上中天（头顶）为真太阳时的12时。因为地球自西向东绕太阳公转，地球的公转轨道是椭圆形的，公转速度并不匀速，地球在近日点附近转得快，在远日点附近转得慢，所以真太阳时并不是均匀的时间系统，真太阳时有长有短，一年中真太阳时和平太阳时最大的误差可相差16分钟。此误差称真平时差η，天文学上用真平时差"8字图"估算真太阳时，见图4-2所示。

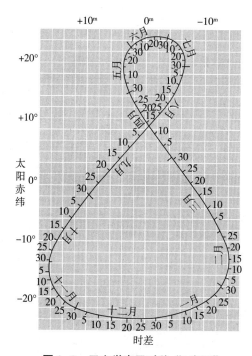

图4-2 天文学真平时差"8字图"

现在我国使用的标准北京时间属于东经120°的平太阳时，即每天24小时时间均等，这是为了方便统一全球的时间信息交流而建立的均匀太阳系统。由于我国东西跨经度62°，平太阳时以15°=1小时，1°=4分钟，我国跨4个平太阳时区，东西两地区时间差为4小时。不同经度的人有当地的平太阳时，以北京为标准，每偏西1°，其地方平太阳时比北京时间晚4分钟；同样，每偏东1°其地方平太阳时比北京时间早4分钟，称此为地标时差△。不同经纬度地方有真太阳时，依据上述的内容，可以推得不同经纬度地区的真太阳时。

真太阳时＝平太阳时＋真平时差η＝北京标准平时＋地标时差△＋真平时差η。

真太阳时和平太阳时是两个时间概念，真太阳时体现太阳真实周日视运动相对不同经纬度的位置，反映太阳、地球、不同地区人体的关系，现行的平太阳时是设定假想太阳做匀速运动，以统一时间为标准，当地真实的太阳时间需推算。太阳作为与人类最相关的天体，为地球提供光、热等资源，维持地表温度，人类的生长发育离不开太阳。因此，推求真太阳时对于分析不同经纬度地区人的生长发育和疾病发生发展变化具有重要意义。靳九成先生在《中医学现代科学基础》一书中，将我国县、区、市一级的地标时差△进行了比较详细准确的标注，对真太阳时感兴趣读者可以翻阅查看。

第五章　五运六气的应用路径

第一节　古代和现代五运六气的应用

一、古代五运六气理论应用于哪些方面

虽然运气七篇是唐代王冰补入《黄帝内经》的，但是五运六气理论的历史却是比较悠久。五运和六气这两个词最早见于《周礼·医师》，书中说："医师究人之血脉经络骨髓阴阳表里，察天之五运，并时六气。"《周礼》是儒家经典，十三经之一，是西周时期的著名政治家、思想家、文学家、军事家周公旦所著。《周礼》《仪礼》和《礼记》合称"三礼"。所以五运六气理论对中医和中国文化的影响是非常深远，其应用也很广泛。

（一）五运六气理论在医学方面的应用

1.构成中医基础理论的重要基石

中医五运六气理论是《黄帝内经》的重要理论，其文字虽然集中在七篇大论中，但思想却渗透在整个《黄帝内经》中。方药中先生曾指出，五运六气理论是以整体恒动观为指导思想，主要体现在天地一体观、五脏一体观、人与天地相应三方面，即五运六气学说认为天与地是一个整体，天地间四季的寒热温凉、生长收藏的消长进退变化是连续的、渐进的，是不可分割的整体，四时变迁产生了风、寒、暑、湿、燥、火六种气候变化，这六种气候变化之间又互相作用、互相调节，四时和六气共同作用造就了万物形成、生长发育和繁衍的环境基础，而世间万物之间不是孤立的，是相互协调统一、相互制约的，这一切相互作用意味着天地万物是一个整体，并且处于永恒的运动变化中。对于人体而言，人体的五脏系统之间分别有各自的功能，同时它们的功能又是相互联系、不可分割的，正是它们之间的相互作用才产生了人体的生理病理变化。而这些生理病理变化不可能独立于自然界天地大环境的变化而存在，人的生命产生于天地正常的气候环境变化当中，人体的健康与疾病、生理与病理也必然受到天地大环境变化的影响。正

是基于五运六气理论天人合一的思想，使得五运六气理论对中医的气化学说、藏象学说、病机学说以及诊治学说都有深刻的影响。

2.对中医临床实践的指导作用

五运六气理论除了是中医基础理论的基石，同时也是中医临床创新的基石。随着中医学理论的完善和中医临床实践的发展，五运六气理论得到了丰富和发展，不仅形成了如北宋刘温舒的《素问入式运气论奥》、明代汪机的《运气易览》等专门探讨五运六气理论和应用的运气学专著，而且也渗透在古代一些中医学大家的学术思想和临床特色中，他们撰写的医学著作中体现了五运六气理论的思想也列举了具体的应用经验。

历代医家继承经旨，或以五运六气理论对人体生理、病理变化进行探讨，或研究五运六气对气候以及发病规律的影响，或对《黄帝内经》中运气相关论述注释，阐述医家对五运六气理论及其临床应用的理解，或将运气思想应用到选药和组方中，更加突出了医学流派的特色，丰富了五运六气在临床中的应用。

东汉张仲景继承《素问》《灵枢》中五运六气思想，结合临床实践经验，撰写《伤寒杂病论》，创立了六经气化学说，将气候、气象变化规律即三阴三阳理论与六淫致病和脏腑经络病机规律有机结合，虽未明确提出与五运六气之间的关联性，但通过从运气对人体生理的影响、运气与疾病发病的关系以及运气与疾病证型之间的关系这三个方面来看，张仲景创立的六经辨证论治体系是在《黄帝内经》五运六气学说的基础上，结合外感病的临床特征而成，是对《黄帝内经》五运六气理论的继承、创新与发展，尤其是《伤寒例》一篇，比较系统的阐释了四时对气机变化以及对人体发病的影响。

金元时期，刘完素运气专著《素问玄机原病式》继承《素问·至真要大论篇》中所提出的"病机十九条"。以五运六气为纲，分别以"五运"统五脏病变特点，以"六气"统气候变化因素引起的病证。以"比物立象"为法，先阐述天地运气、自然造化之理，进而结合人体生理、病理变化，如其论"皴揭"一证，属六气为病中燥类病证，先言阳明燥金当令之时"主于紧敛"，又言"如地湿则纵缓滑泽，干则紧敛燥涩，皴揭之理，明可见焉"，以自然界现象阐明气温下降的"寒月"气机收敛、腠理闭密、汗出减少时，"皮肤皴揭启裂"这一病证病情加重的道理。同时还论述了"风能胜湿而为燥"，体现了六气之间的亢害承制而生病变，又有"肺金本燥，燥之为病，血液衰少，不能营养百骸故也"，将五运和六气所论脏腑功能特点和六气气化特点相结合来阐述病机，发挥了五运六气理论对临床的指导作用。

明代张介宾《类经》《类经图翼》设运气八卷专论运气，不仅借助天文历法等自然科学知识对二十四气、二十八宿、斗纲、中星、岁差、气数等疑难且重要问题进行了客观的论述，还非常重视《黄帝内经》中记载的气候变化所导致的各种物候现象，认为物候受气候影响，人体的生理、病理表现亦随气候变化。其中《第二十六卷·十七》对《素问·六元正纪大论篇》进行阐释，对六十年周期中五运和六气不同病候特点以及用药原则进行了论述；《第二十六卷·十七》则进一步解释了《素问·六元正纪大论篇》中六气对气候、物候、病候的影响；《第二十六卷·二十二》阐释了六气之年分为太少，论胜复之气与人体正气盈虚致病；《第二十六卷·二十二》论五运太过不及而致五郁之发及其容易产生的病证；《第二十七卷·二十五》论六气司天在泉之气的物候特点和发病特点；《第二十七卷·二十七》言六气互有强弱，乘虚相胜所生病证特点；《第二十七卷·二十八》论六气"盛衰不常，有所胜，则有所复"，论复气所致病证特点；《第二十七卷·三十》论客气、主气之间胜复所致病证；《第二十七卷·三十一》论六气胜气对五脏发病的影响以及脉象特点；《第二十七卷·三十八》论客气升降不定气机变化以及发病特点；《第二十七卷·四十》论客气不迁正、不退位致物候变化和发病特点；《第二十七卷·四十四》论五脏神失守与天气之虚相感而生致死之兆。以上均是张介宾承运气七篇理论，论述了五运、六气之常及其胜复之变的不同年份发病规律。

金元李东垣以五运六气理论阐释以脾胃为枢纽的人体脏腑气机升降出入，探讨内伤疾病的病因病机和治则治法，如《脾胃论卷下·脾胃虚九窍不通论》中言："五脏禀受气于六腑，六腑受气于胃。六腑者，在天为风、寒、暑、湿、燥、火，此无形之气也。胃气和平，荣气上升，始生温热。湿热者，春夏也，行阳二十五度。六阳升散之极，下而生阴，阴降则下行为秋冬，行阴道，为寒凉也。胃既受病，不能滋养，故六腑之气已绝，致阳道不行，阴火上行。"以四时阴阳消长而产生的自然界升降浮沉，论人体气机升降出入及其病变，并提出阴火论以及创立方药，如补中益气汤、升阳散火汤等方剂，拓宽了五运六气理论的临床应用范围。

张元素著有《医学启源》，将脏腑经络生理、病理与风、寒、暑、湿、燥、火六气结合起来，创立天、地、人六位藏象说，论述各种相关病证及其脉象，在病因方面有三感、四因之说，以五运统领五郁之病，以六气统领一年主气六步病证、脉象以及用药宜忌，并列五脏气味补泻法，本书继承刘完素五运与六淫病机学说，运用亢害承制理论阐释病机变化，基于六气生克制化，载风、寒、暑、湿、燥、火方剂六类，结合药物气味升降厚薄制定用药法度，遵药类法象说，风生升、热浮长、湿化成中央、燥降收、寒沉藏分录药物性味主治、修治之法等。

南宋陈无择在《三因极一病证方论》第二卷提出病因不外内因、外因、不内外因三种，并在《卷之二·外所因论》详论外感六淫邪气为外因的致病特点，并在第五卷中详细记载五运太过不及所致病证以及相应治疗方药，以及一年六气时行病证特点以及相应方药，使五运六气理论更具有临床实用性。

明代王肯堂认为人之体质、禀赋会随着天道六十年周期有所变化，在其著作《医学穷源集》中将所载医案按照就诊之年的岁运归类，并按照发病之年的运气特点分析病证，根据岁运的五行属性、时令气候、胜复规律、客主加临组方用药，将五运六气理论充分运用到临床实践中。

明清时期，瘟疫频发，瘟疫作为一种外感疾病，其发病和传变规律更容易受到外界环境的影响，故这一时期的温病学派更加重视五运六气理论在临证时的应用。明代杨栗山《伤寒瘟疫条辨》首篇即论治病必须了解五运六气理论，他在一定程度上继承了前人运气大司天理论，认为天道有逐年变更的小运，也有六十年一变更的大运，诊治疫病须重视大运的影响，不能只关注逐年变更的小运。

而吴鞠通则在《温病条辨》中提出除了"伏气致病"及"非其时而有其气"以外，"司天时令现行之气"是温病发生的原因，借《素问·六元正纪大论篇》中所述说明不同年岁容易发生瘟疫的时段主气不同，但客气均为少阴君火或少阳相火，他认为每次瘟疫发生时间和严重情况都不同，是因为发生瘟疫之年的主气客气、司天在泉加临情况不同所致。引《素问·热论篇》言夏至前后两个时段有"病温"和"病暑"的差异，强调夏至之前时令气候具有"春气温"的特点，而夏至之后时令气候具有"湿盛为热"的特点，这两个时段不同的气候特点对人体的阳气阴精影响的不同导致了所患温病的差异。引《素问·刺热篇》以五行生克理论言五脏病加重、缓解的日干支，强调时间对病情的影响。《卷一》论不同种类的温病有发病时令和季节的不同规律，风温多得于初春厥阴当令之时，温热得于春末夏初，暑温得于正夏之时，湿温得于长夏初秋，秋燥得于秋季阳明得令之时，冬温得于冬天应寒反温，并提出"寒病之原于水，温病之原于火"，明确了温病致病的病邪性质，于《秋燥》一篇后附论借运气胜复制化之理以及六气标本中气理论辨秋燥的性质和治则，并于霹雳散方论中引内经"五疫之说"，认为五行偏胜之极均可致疫，风、火、暑属阳邪，湿、燥、寒属阴邪，阴阳属性不同的六淫之邪所致疫病也有温、寒之别。

（二）灾害预测

以上论述了五运六气理论在古代医学领域的应用和发展，而古代生产力水平比较低，其生产生活对大自然气候、物候变化依赖比较大，所以物候的观测和自然灾害的预测对于古人的生产生活意义重大。因此，除医学领域之外，五运六气理论还被用于观察物候变化和预测自然灾害。

《素问·气交变大论篇》中言岁运太过不及容易出现的气候异常、发生自然灾害。《素问·五常政大论篇》中将岁运太过之年命名为发生之纪、赫曦之纪、敦阜之纪、坚成之纪、流衍之纪、委和之纪，岁运不及之年命名为伏明之纪、卑监之纪、从革之纪、涸流之纪，并记载了当年的物候和异常气候变化等，其后又论天道六气生化之期更迭对气候和各种生物生长发育的影响。而《素问·六元正纪大论篇》言六气司天之年中六步气运所主之时，每步主时出现的物候变化和异常气候灾害。以上均是五运六气理论用于气候异常等自然灾害预测的理论基础。

古人运用五运六气理论预测灾害的方法是运用五运六气定出相应的气象模式，在此模式中就可寻觅到寒、热（旱）、水湿、温病等灾变情况，以此预测。具体而言，首先依天文知识确定历法的值年干支，再根据天干、地支推算五运、六气和五运六气的制约关系，进而根据各年运气特点分析可能造成的灾变。

自然灾害多由天道变化引起，即《素问·五运行大论篇》中所载"候之所始，道之所生"，运气的运行规律有"常"和"变"两种，都是由天道规律引发的，是客观存在且不以人的主观意志所转移的，因此，研究和掌握五运六气理论中所阐释的天道规律，有助于防范自然灾害减轻损失。

（三）经商、农业遵循运气规律

五运六气理论在古代应用中是很广泛的，古代农业生产和商业活动也遵循五运六气规律。《史记·货殖列传》中记载"知斗则修备，时用则知物，二者形则万货之情可得而观已。故岁在金，穰；水，毁；木，饥；火，旱。旱则资舟，水则资车，物之理也。六岁穰，六岁旱，十二岁一大饥。夫粜，二十病农，九十病末。末病则财不出，农病则草不辟矣。上不过八十，下不减三十，则农末俱利，平粜齐物，关市不乏，治国之道也"。其中，岁，指岁星，这里金、水、木、火，分别代指方位西方、北方、东方、南方。这段文字是说，懂得战争的人要提前在各方面做好准备，懂得商业的人要知道货物需求的时间，善于将时与用二者相对照，那么各种货物的供需行情就能看得很清楚。所以，岁星在金（西方）时，这年就要丰收；岁星在水（北方）时，这年就歉收；岁星在木（东方）时，这年就饥荒；岁星在火（南方）时，这年就干旱。干旱的年头，要准备船只以防备发大水；发大水的年头，要准备车辆以防备大旱，这样做就符合事物发展的规律。一般说来，六年一丰收，接着就会有六年干旱，十二年会有一次大饥荒。出售粮食的价钱，如果降到每斗二十钱，就要伤害到农民，如果涨到每斗九十钱，商人就要受损失，商人受损失，钱财就不能流通到社会，农民受到伤害，田地就不能得到开辟。粮价每斗价格最高不超过八十钱，最低不少于三十钱，那么农民和商人都能得利。粮食平价出售，保持物价均衡，关卡税收和市场供应都不缺乏，这才是治国之道。

由此说明，岁运影响气候变化进而影响农业产量和商业活动，作为遵循天道具有预测能力的五运六气理论，不仅可以用于医学防病治病，还能用于社会生活。能否掌握并运用好五运六气理论亦关乎国家民生，关乎各种生产生活、经营活动能否顺利进行。

二、现代五运六气理论的应用路径有哪些

（一）运气体质

体质是人类个体在先天遗传和后天环境影响的基础上所表现出来的与人体结构、功能和心理因素等方面综合的、相对稳定的一个特征。后天环境除个人生活环境这一小背景外，更重要的是自然环境这一大背景，而先天遗传除了父母禀赋遗传外，也不能忽视胎孕及出生时的运气格局对人先天禀赋的影响。近年来，有许多学者运用现代统计学方法研究五运六气是如何影响先天禀赋体质，认为五运六气学说充分反映了人与自然的密切关系，运气对人的影响实际上就是"天"和"人"之间的能量流动、物质交换与信息传递，从而形成了不同类型的体质特征。建立在运气学说基础上的体质分类方法如下。

（1）以出生年天干地支划分人体体质的30种先天运气体质分类法。

（2）只考虑胎孕期中运的胎孕体质分类法。

（3）将胎孕期与出生相结合的先天禀赋分类法。

（二）疾病发病预测

五运六气用于疾病发病预测源自于《黄帝内经》七篇大论，在《素问·气交变大论篇》及《素问·六元正纪大论篇》等篇章中均提到，不同的岁运和六气年份，其季节不同"民病"不同，基于此，现代学者对五运六气与疾病发病预测进行了一些研究和探索，病种涉及各种内伤和外感疾病。有精神类疾病如失眠、精神分裂症等，五脏相关内科疾病如心肌梗死、肺癌等，神经系统疾病如面瘫等，内分泌系统疾病如糖尿病，还有妇科疾病、儿科疾病以及外科疾病如颈椎病等。其研究内容和方法大致有以下几种。

（1）以未发病组和发病组进行回归分析，探索出生时间运气信息与发病的关联性。

（2）分析一定时段内患者人群发病时段所属运气时段构成比，以明确一定运气时段中运气六步气位发病风险。

（3）分析同一类疾病发病日期岁运构成比，比较不同岁运年份实际值与期望值之间的差异，以明确岁运与发病的关联，也可以一种疾病为基线值进行逻辑回归，以明确不同岁运格局对其他几种同类疾病发病风险的影响。

（4）以同一疾病不同分型互为对照，分析出生和发病运气因素及其他可能的风险因素如基础病、实验室指标等，筛选出风险因素和保护因素。

（5）分析先天禀赋包括受孕和出生运气因素与发病风险的关系。

五运六气学说是以天干地支为符号的推演工具，形成了通过天象预测气象以及通过天象和气象预测物象和人体之象的算法系统。运气医学的推理方法有其合理性，但是它没有具体告诉我们在哪一年、哪一个月或哪一天会发病，而只是根据气运关系来推导，给出一种可能性，因此要善于利用这种推理方法，切不可拘泥。

（三）疫病的预测

《素问·六元正纪大论篇》中论述了疫病的好发时段、发生条件以及疫病防治，认为客主加临时，在主气二之气少阴君火所主的时段里，如果客气恰好为少阴君火或者少阳相火，即二火相逢，则容易发生瘟疫；客气少阳之气所在时段容易发生瘟疫；在泉之气的右间气应升而不能升，司天之气的右间气应降而不能降，升降不前，当年容易发生瘟疫；刚柔失守，三年化疫；间气的不迁正、不退位之年也容易发生瘟疫；人体脏腑之气不足，遇到与该脏五行属性相同的司天之气所致的异常气候，在此基础上出现情志不节、饮食失调，三虚相合，易发瘟疫；此外，岁运五行属性与司天之气五行属性相同的天符之年，易发疫疬。根据疫疬之邪的性质和岁运的亢害承制有金疫、水疫、火疫、土疫、木疫。基于《黄帝内经》对疫病发病与运气的探讨，现代学者对此也进行了一些研究，有学者从古今文献疫病记录和运气大司天理论中进行统计分析，探索疫病发生相关性最大的运气因素。也有学者运用现代统计学方法利用气象数据对疫病的发生和防治进行模型预测。另外，有学者运用纳音五行探讨六曜论平气并提出下一个疠气年为乙卯（2035）年（详见附篇）。

（四）病因病机的分析

五运六气理论基于古代哲学中的"气化"学说，受到"气一元论"的影响，认为自然界万物均是气运动变化的结果，人体生命活动的过程也是气化的过程。一来人的生命活动与自然界气化过程具有相同的基本规律，二来人体生命活动气化过程是在自然环境大背景下进行的，必然与自然界气化不可分割，二者之间的物质、能量和信息无时无刻不在交换和互动，人体异常的气化活动导致了疾病的发生，因此疾病的病因病机与大自然气化过程有着必然的联系。五运六气理论是探讨自然界气化规律及其与人体气化规律关系的理论，除了界定岁运、主气客气等基本概念，还在时间和空间维度上对运气的气化规律进行归纳，以此论述人体病机与升降出入是自然界和人体气化的基本形式，并认为人体阴阳之气、脏腑之气、营卫之气运动均有升降出入的规律，而人体气机的升降出入也成为天地之气与人体气机互相作用的途径，故天地气机升降出入失常会影响人体气机导致疾病。基于《素问·六微旨大论篇》，有学者绘制出五运六气生化宇器模型图，更加形象地描绘出天地宇宙和人体气化规律。运用五运六气理论解释病因病机的分析如下。

（1）标本中气理论对运气中三阴三阳与六气的承制关系进行阐述，概括了六淫对人体病机的影响规律，对中医病因病机具有指导意义，易水学派将之充分运用于中医理法方药的各个环节，体现了人与自然的紧密关联性。

（2）亢害承制是关于自然界六气之间的承制关系理论，自然界风、热、火、湿、燥、寒的六气通过亢害承制保持相对稳定，人的生命活动包括患病原因和疾病演变均遵循亢害承制的规律。

（3）六气气化异常而成的六淫邪气，以及六淫之间相兼为病、互相转化为病是人体疾病的重要病因，有学者认为"六淫"包含了病因和病理的双重概念，风、寒、暑、湿、燥、火作为致病因素是病因概念，而其发病形式有新感时病和伏气致病两种，这与人体体质因素、正气虚实有关。

（4）除了五运太过不及、六气亢害承制等常规变化，尚有五运、六气的胜复变化和郁滞过极而暴发等复杂变化，均是自然界为维持正常的气化现象而产生的自我调节机制，也可以用来解释疾病病机的变化。

（五）指导遣方用药

《黄帝内经》中运气七篇运用运气思想对气候、物候与疾病进行了系统的论述，同时确立了中医遣方用药的原则，具体方法如下。

（1）根据岁运太过不及，气化太过之年要抑制其太过之胜气，气化不及之年要增益岁气。

（2）根据运气郁发的气候规律和人体病证特点提出"木郁达之，火郁发之，土郁夺之，金郁泄之，水郁折之"五郁的治则。

（3）根据风、寒、暑、湿、燥、火六气胜复关系给出相应治则以及客气偏盛的治则。

（4）依照标本中气理论和亢害承制理论进行组方，并需结合用药季节和所在地域方位。

（5）根据《素问·六元正纪大论篇》六十甲子周期岁运、司天在泉气化所致物化特点，提出药食气味所宜，重视药食气味阴阳和其所归属之脏腑，随脏腑气化特性用药以精准调治五脏。

（六）指导针刺

根据《素问·刺法论篇》中所论述的客气运行升降不前所致气候异常，进而导致疾病的病因病机，提出刺法原则如下。

（1）在泉之气的右间气应升而不能升，当针刺与间气同一五行属性的经脉和五输穴中相应的五行穴位。

（2）司天之气的右间气应降而不能降，当针刺与间气五行属性所不胜之阴经的井穴及其表里经的合穴。

（3）司天之气不迁正之时，新一年司天之气被郁，当提前以泻法针刺被郁之气对应经脉的荥穴。

（4）司天之气不退位，当针刺被郁之气所对应脏腑经脉的合穴。

（5）司天在泉之气刚柔失守，容易发生"五疫"，当针刺失守天干五行所克脏的背俞穴，及针刺与失守天干同五行经脉的阴经本穴。

（6）人虚神失所守，更逢天虚六气司天之气失守，针刺与不及天数同五行经脉的阳经原穴及其背俞穴。

现代有学者根据《素问·刺法论篇》中的针刺取穴规律，总结出"调气三法"。即"泻余气"刺气实经络的井、合穴，"疏郁气"刺气郁经络的本经本穴及荥穴，"补虚气"刺气虚经络的原穴及虚损五脏对应的背俞穴。调气三法可以用来调整人体整体气机，拓宽针刺在临床方面的应用。

同时也有学者指出，子午流注针法是在五运六气理论指导下运用干支纪时在十二经脉五输穴上按时开穴的针法，而《素问·刺法论篇》则阐述了子午流注针法在运气中的运用，提出子午流注中纳甲法源于月亮运动，其模式是月体纳甲图，而灵龟八法则是应用了九宫八卦说和奇经八脉的八个交会穴相配合，结合日时干支推算针灸治疗的方法，它所用到的后天八卦图反映了太阳周年视运动规律。

第二节　运气理论在个体人先天体质预判方面的应用

一、个人先天体质指的是什么

中医体质理论源于《黄帝内经》。在《灵枢·通天》中以阴阳为框架将人的体质分为太阴之人、少阴之人、太阳之人、少阳之人、阴阳平和之人这五种类型。正如《黄帝内经》中曰："黄帝曰：愿略闻其意，有贤人圣人，心能备而行之乎？少师曰：盖有太阴之人，少阴之人，太阳之人，少阳之人，阴阳和平之人。凡五人者，其态不同，其筋骨气血各不等。"

《灵枢·阴阳二十五人》则根据人之形与色将人的体质分为二十五类。正如《黄帝内经》中曰："黄帝曰：余闻阴阳之人何如？伯高曰：天地之间，六合之内，不离于五，人亦应之。故五五二十五人之政，而阴阳之人不与焉，其态又不合于众者五，余已知之矣。愿闻二十五人之形，血气之所生，别而以候，从外知内，何如？岐伯曰：先立五形，金木水火土，别其五色，异其五形之人，而二十五人具矣。"

现代人认为，体质是个体生命过程中，在先天遗传和后天获得的基础上表现出的形态结构、生理功能和心理状态方面综合的、相对稳定的特质，这种特质反映了对自然和社会的适应能力、对疾病的抵抗能力以及对某些发病因素的易感性和疾病发展的倾向性等方面。一般认为，体质是在先天遗传因素和后天获得的基础上共同作用形成的，父母之精及天地阴阳五行之气相合，形成了人的基本构成物质，进而生成脏腑经脉四肢百骸（形/精）、阴阳气血（气）、七情五志（神），各部分依阴阳五行相互作用转化规律形成一个有机整体，即人体的结构。其中以五神脏及精气（元阴、元阳）为最深层、最基本结构，六腑四肢皮毛为浅层附属。

通常人们认为，个人先天体质决定于父母的遗传因子，但是在《黄帝内经》中并非这样简单认识体质。关于西医学认为人的生命源自父母精卵的融合，在《黄帝内经》中也有相同的论述，如《灵枢·天年》中说："黄帝问于岐伯曰：愿闻人之始生，何气筑为基，何立而为楯，何失而死，何得而生？岐伯曰：以母为基，以父为楯，失神者死，得神者生也。"人之生命源自父母合精，这是显而易见但不全面的。作为医学专著《黄帝内经》从更大的维度给出了答案。在运气七篇第一篇《素问·天元纪大论篇》中就明确指出了生命的来源问题，即："太虚寥廓，肇基化元，万物资始，五运终天，布气真灵，揔统坤元，九星悬朗，七曜周旋，曰阴曰阳，曰柔曰刚，幽显既位，寒暑弛张，生生化化，品物咸章。"这里就指出万物均来源于宇宙，天体七曜（日、月、木、火、土、金、水）的周而复始运动产生了地球的生命，地球生命的生化及呈现形式主要决定于七曜的周期性运动对地球气候的影响规律。《素问·天元纪大论篇》中也同时指出天道变化是地球生命必须遵守的自然规律。故曰："夫五运阴阳者，天地之道也，万物之纲纪，变化之父母，生杀之本始，神明之府也，可不通乎！"所以《素问·宝命全形论篇》中就指出："人以天地之气生，四时之法成。"又说："夫人生于地，悬命于天，天地合气，命之曰人。"由此表明，人的生命除了父母的精卵物质基础构成人的躯体之外，天的信息同样也是人体禀赋组成的重要部分。

因为人是生活在地上，吃地上的食物，饮地上的水，感受地上的环境气候，因此父母之精气在某种程度上就代表了地气。那天气是什么？"天"其实就是《素问·天元纪大论篇》中提到的影响地球环境和人类生存的"九星悬朗，七曜周旋"。天不但包括了与地球生命息息相关的日月星辰，还包括了天体大环境影响之下的人类个体生存的气候小环境。我们一直在强调中医是"天人医学"，因为中医一直就是以"天"对人体生命的影响为认识人体生理、病理变化核心的医学。所以对于人的先天体质的认识也应如此。

先天体质区别于后天体质的关键点就在于，这种体质状态是否可变。出生就决定了的，而且终生无法更改的体质状态属于先天体质。出生后由于各种原因形成的，可以人为改变的体质状态属于后天体质。

二、为什么五运六气可以决定人的先天体质

前面我们谈到了先天体质的特点是出生就已经确定，而且终生无法更改。那什么因素能够有这样的效能呢？人的遗传基因可以吗？但是我们知道基因在一定条件下也是可以突变或改变的。所以目前为止我们所知道的只有天道规律具有这样的效能，因为天道规律是人无法改变的。那么对人体产生影响的天道规律是什么呢？《黄帝内经》中已经在很多地方告诉我们了。

《素问·六元正纪大论篇》中云："先立其年，以明其气，金木水火土运行之数，寒暑燥湿风火临御之化，则天道可见，民气可调。"

《素问·天元纪大论篇》中云："夫五运阴阳者，天地之道也，万物之纲纪，变化之父母，生杀之本始，神明之府也，可不通乎！"

《灵枢·五音五味》中说："夫人之常数，太阳常多血少气，少阳常多气少血，阳明常多血多气，厥阴常多气少血，少阴常多血（别本作气）少气（别本作血），太阴常多血少气，此天之常数也。"

由此可见，五运阴阳就是天道，它是天之常数，同时也是人之常数。所以五运六气可以决定人的先天体质。

三、30种先天运气体质的分类是如何产生的

运气体质的理论依据就是五运六气理论，其决定因素为其出生年的运气状态，也就是这一年的岁运和司天在泉的性质。因为五运六气用的是干支纪年，60年为一个大周期，但是由于地支合化的原因，即子年和午年同为少阴君火司天、阳明燥金在泉，丑年和未年同为太阴湿土司天、太阳寒水在泉，寅年和申年同为少阳相火司天、厥阴风木在泉，卯年和酉年同为阳明燥金司天、少阴君火在泉，辰年和戌年同为太阳寒水司天、太阴湿土在泉，巳年和亥年同为厥阴风木司天、少阳相火在泉。这样60年就会呈现出30种运气组合，这也就是30种运气体质的由来。这30种运气体质分为弱土风火质、强金火燥质、弱水寒湿质、强木风火质、弱火火燥质、强土寒湿质、弱金风火质、强水火燥质、弱木寒湿质、强火风火质、弱土火燥质、强金寒湿质、弱水风火质、强木火燥质、弱火寒湿质、强土风火质、弱金火燥质、强水寒湿质、弱木风火质、强火火燥质、弱土寒湿质、强金风火质、弱水火燥质、强木寒湿质、弱火风火质、强土火燥质、弱金寒湿质、

强水风火质、弱木火燥质、强火寒湿质。如表5-1，表5-2所示。

由此可见，30种运气体质的分类完全是基于天道规律，并不是人为划分。需要强调的一点是出生年的干支属性的界定是以立春为界，立春之前出生为前一年的干支，立春及立春之后出生为当下年份的干支。其原因我们在历法章节中已经进行了详细介绍。

表5-1　60年运气合化表

年干支	运气合化	年干支	运气合化	年干支	运气合化	年干支	运气合化	年干支	运气合化
甲子	土⁺，火燥	丙子	水⁺，火燥	戊子	火⁺，火燥	庚子	金⁺，火燥	壬子	木⁺，火燥
乙丑	金⁻，湿寒	丁丑	木⁻，湿寒	己丑	土⁻，湿寒	辛丑	水⁻，湿寒	癸丑	火⁻，湿寒
丙寅	水⁺，火风	戊寅	火⁺，火风	庚寅	金⁺，火风	壬寅	木⁺，火风	甲寅	土⁺，火风
丁卯	木⁻，燥火	己卯	土⁻，燥火	辛卯	水⁻，燥火	癸卯	火⁻，燥火	乙卯	金⁻，燥火
戊辰	火⁺，寒湿	庚辰	金⁺，寒湿	壬辰	木⁺，寒湿	甲辰	土⁺，寒湿	丙辰	水⁺，寒湿
己巳	土⁻，风火	辛巳	水⁻，风火	癸巳	火⁻，风火	乙巳	金⁻，风火	丁巳	木⁻，风火
庚午	金⁺，火燥	壬午	木⁺，火燥	甲午	土⁺，火燥	丙午	水⁺，火燥	戊午	火⁺，火燥
辛未	水⁻，湿寒	癸未	火⁻，湿寒	乙未	金⁻，湿寒	丁未	木⁻，湿寒	己未	土⁻，湿寒
壬申	木⁺，火风	甲申	土⁺，火风	丙申	水⁺，火风	戊申	火⁺，火风	庚申	金⁺，火风
癸酉	火⁻，燥火	乙酉	金⁻，燥火	丁酉	木⁻，燥火	己酉	土⁻，燥火	辛酉	水⁻，燥火
甲戌	土⁺，寒湿	丙戌	水⁺，寒湿	戊戌	火⁺，寒湿	庚戌	金⁺，寒湿	壬戌	木⁺，寒湿
乙亥	金⁻，风火	丁亥	木⁻，风火	己亥	土⁻，风火	辛亥	水⁻，风火	癸亥	火⁻，风火

注：⁺表示太过，⁻表示不及

表5-2　30种先天运气体质列表

分类	木	火	土	金	水
风火	弱木风火质	弱火风火质	弱土风火质	弱金风火质	弱水风火质
燥火	弱木燥火质	弱火燥火质	弱土燥火质	弱金燥火质	弱水燥火质
湿寒	弱木湿寒质	弱火湿寒质	弱土湿寒质	弱金湿寒质	弱水湿寒质
火风	强木火风质	强火火风质	强土火风质	强金火风质	强水火风质
火燥	强木火燥质	强火火燥质	强土火燥质	强金火燥质	强水火燥质
寒湿	强木寒湿质	强火寒湿质	强土寒湿质	强金寒湿质	强水寒湿质

四、30种先天运气体质如何分析

先天运气体质分析的总体原则是根据五运的五行属性进行脏腑强弱的定位分析，根据六气的风火、火风、寒湿、湿寒、火燥、燥火进行脏腑气血阴阳的定性分析。

一个完整而独立的"个体"出生，是从肺呼吸系统开始打开与天地之气交流沟通的，天地之气开始通过鼻口对整个生命系统产生影响，就在出生的那一刻也决定了一个人的运气体质特征。在运气学说中，岁运主管一年的变化，五运的太过、不及通过生克乘侮关系影响人体五脏气的强弱，进而影响人体五脏疾病的发病过程，根据五运五行生克乘侮，每一个人的五脏在他（她）出生的那一刻都有由"年运"决定的该出生人薄弱的脏腑。太过之年出生人薄弱的脏腑是年运所克之脏腑及本脏，不及之年出生人薄弱的脏腑是年运所主之脏腑及克我之脏。五运对体质的影响是通过岁运对五脏强弱及未来疾病的发病倾向进行定位分析。

六气影响脏腑的阴阳属性变化。《素问·六元正纪大论篇》中太阳与太阴、少阴与阳明、厥阴与少阳，分别互为司天在泉，《素问·六微旨大论篇》中将此概括为"寒湿相遘，燥热相临，风火相值"，以此确定了六气对脏腑阴阳属性的影响结果，无非就是寒湿、燥热和风火这三大类型，这也就决定了出生人体质的阴阳属性特点。未来疾病的传变是以阴阳相加还是五行相加这两种方式。阴阳相加方面主要考虑脏腑病性的寒湿、燥热和风火的倾向性。五行相加方面，如果六气胜气偏盛，则考虑两点。一是胜气本脏腑之气发病；二是胜气相克之气发病。

总之，对于一个人的先天运气体质分析，需要从五运和六气即阴阳和五行相合的角度进行全面的分析。

五、30种先天运气体质的发病倾向是什么

30种先天运气体质由于其五运阴阳组合的不同，其体质特点和发病倾向各不一样。

弱土风火质，素体脾胃弱，肝阳容易上亢；强金火燥质，素体肺气强盛，火燥偏盛；弱水寒湿质，素体肾水不足，寒湿偏盛；强木风火质，素体肝火偏旺；弱火火燥质，素体心阳不足，燥气偏盛；强土寒湿质，素体脾胃湿重，寒湿偏盛；弱金风火质，素体肺气不足，风火偏盛；强水火燥质，素体肾气较强，既有寒又有火燥；弱木寒湿质，素体肝气偏弱，寒湿较重；强火风火质，素体阳气偏旺，风火相扇；弱土火燥质，素体脾胃虚弱，燥火偏盛；强金寒湿质，素体肺气充沛，寒湿偏盛；弱水风火质，素体肾水不足，风火偏盛；强木火燥质，素体肝火旺，燥热偏盛；弱火寒湿质，素体心阳不足，寒湿偏盛；强土风火质，素体脾湿偏盛，风火偏盛；弱金火燥质，素体肺气偏弱，火燥偏盛；强水寒湿质，素体

肾水偏盛，寒湿较重；弱木风火质，素体肝气偏弱，风火偏盛；强火火燥质，素体心火偏旺，火燥偏盛；弱土寒湿质，素体脾胃偏弱，寒湿较重；强金风火质，素体肺气充沛，风火偏盛；弱水火燥质，素体肾水偏弱，燥火偏盛；强木寒湿质，素体肝木偏旺，寒湿偏盛；弱火风火质，素体心火不及，风火偏盛；强土火燥质，素体脾湿较旺，火燥偏盛；弱金寒湿质，素体肺气不足，寒湿偏盛；强水风火质，素体肾水较旺，风火偏盛；弱木火燥质，素体肝气较弱，火燥偏盛；强火寒湿质，素体心火较强，寒湿偏盛。见表5-3。

表5-3　30种先天运气体质发病倾向表

序号	体质类型	岁运	司天在泉	体质总体描述	出生年份	重点关注的脏腑
1	弱土风火质	土运不及	少阳相火\厥阴风木	素体脾胃虚弱，肝阳容易上亢	己巳、己亥	脾胃、肝、心
2	弱土燥火质	土运不及	阳明燥金\少阴君火	素体脾胃虚弱，燥火偏盛	己卯、己酉	脾胃、肺、大肠
3	弱土湿寒质	土运不及	太阴湿土\太阳寒水	素体脾胃偏弱，湿寒较重	己丑、己未	脾胃、心、肾
4	强土寒湿质	土运太过	太阳寒水\太阴湿土	素体脾胃湿重，寒湿偏盛	甲戌、甲辰	脾胃、肾、心
5	强土火风质	土运太过	少阳相火\厥阴风木	素体脾湿热盛，风火偏盛	甲寅、甲申	脾、肾、肝
6	强土火燥质	土运太过	少阴君火\阳明燥金	素体脾湿热旺，火燥偏盛	甲子、甲午	脾胃、肾、大肠
7	强金火燥质	金运太过	少阴君火\阳明燥金	素体肺气强盛，火燥偏盛	庚子、庚午	肝、肺、大肠
8	强金寒湿质	金运太过	太阳寒水\太阴湿土	素体肺气充沛，寒湿偏盛	庚戌、庚辰	肝、心、脾
9	强金火风质	金运太过	少阳相火\厥阴风木	素体肺气充沛，风火偏盛	庚寅、庚申	肺、肝
10	弱金风火质	金运不及	厥阴风木\少阳相火	素体肺气不足，风火偏盛	乙巳、乙亥	肺、心、肝
11	弱金燥火质	金运不及	阳明燥金\少阴君火	素体肺气偏弱，燥火偏盛	乙卯、乙酉	肺、心、肝、大肠
12	弱金湿寒质	金运不及	太阴湿土\太阳寒水	素体肺气不足，湿寒偏盛	乙丑、乙未	肺、脾、心
13	弱火燥火质	火运不及	阳明燥金\少阴君火	素体心阳不足，燥气偏盛	癸酉、癸卯	心、肺、大肠

序号	体质类型	岁运	司天在泉	体质总体描述	出生年份	重点关注的脏腑
14	弱火湿寒质	火运不及	太阴湿土\太阳寒水	素体心阳不足，湿寒偏盛	癸丑、癸未	心、脾
15	弱火风火质	火运不及	厥阴风木\少阳相火	素体心火不及，风火偏盛	癸巳、癸亥	心、脾、肝
16	强火火风质	火运太过	少阳相火\厥阴风木	素体阳火偏旺，风火相扇	戊寅、戊申	心、肺、肾
17	强火火燥质	火运太过	少阴君火\阳明燥金	素体心火偏旺，火燥偏盛	戊子、戊午	心、肺、大肠
18	强火寒湿质	火运太过	太阳寒水\太阴湿土	素体心火较强，寒湿偏盛	戊辰、戊戌	心、肺、脾
19	强木火风质	木运太过	少阳相火\厥阴风木	素体肝火偏旺	壬申、壬寅	肝、脾胃、肺、心
20	强木火燥质	木运太过	少阴君火\阳明燥金	素体肝火旺，燥热偏盛	壬子、壬午	肝、脾胃、肺、大肠
21	强木寒湿质	木运太过	太阳寒水\太阴湿土	素体肝木偏旺，寒湿偏盛	壬戌、壬辰	肝、脾胃、心
22	弱木湿寒质	木运不及	太阴湿土\太阳寒水	素体肝气偏弱，湿寒较重	丁丑、丁未	肝、脾、肾
23	弱木风火质	木运不及	厥阴风木\少阳相火	素体肝气偏弱，风火偏盛	丁巳、丁亥	肝、脾胃、心
24	弱木燥火质	木运不及	阳明燥金\少阴君火	素体肝气较弱，燥火偏盛	丁卯、丁酉	肝、脾、肺、大肠
25	强水火燥质	水运太过	少阴君火\阳明燥金	素体肾气较强，既有寒又有火燥	丙子、丙午	心、肾、脾、大肠
26	强水寒湿质	水运太过	太阳寒水\太阴湿土	素体肾水偏盛，寒湿较重	丙辰、丙戌	心、肾、脾
27	强水火风质	水运太过	少阳相火\厥阴风木	素体肾水较旺，风火偏盛	丙寅、丙申	心、脾
28	弱水湿寒质	水运不及	太阴湿土\太阳寒水	素体肾水不足，湿寒偏盛	辛丑、辛未	肾、脾胃
29	弱水风火质	水运不及	厥阴风木\少阳相火	素体肾水不足，风火偏盛	辛巳、辛亥	肾、肝、脾胃
30	弱水燥火质	水运不及	阳明燥金\少阴君火	素体肾水偏弱，燥火偏盛	辛酉、辛卯	肾、肝、肺、大肠

第三节　运气理论在疾病疫病预测方面的应用

一、五运六气理论如何应用于疾病的预测

五运六气简称运气，是中国古代研究天文气候变化规律及其对生命物候影响的一门学说。五运六气从天文气候变化对生命影响的恒动观角度出发，把天文气候变化与生命现象统一起来，探讨天体影响下的气候变化与人体生理、病理、诊断、防治间的关系，反映了天人相应的整体观念。

疾病是区别于健康生命的一种异常生命状态。疾病的发生、发展、变化与转归是一个动态的生命过程。运气学说从与人体密切相关的外部因素认识疾病，认为人体生命所依赖的外部环境是导致疾病发展变化的重要因素，立足于气是万物的本源，气的运动变化影响自然界的变化，人与天地相互感应，故"无不出入，无不升降。化有小大，期有远近，四者之有，而贵守常，反常则灾害至矣"，就是在讲"气的升降出入"对于生命有重要作用，守常则为平，平则灾害不至。而五运六气就是对天地变化之气的规律性总结，气平则安，而不平则为病。

五运六气理论首先以纪年干支确定岁运的太过不及，六气的司天在泉，各年对应的气候、病候，详载于《素问》。五运六气先立其年以明其气，再以六气的主气、客气分别阐述自然的正常变化与异常变化。主气为常，客气为变。基于五运六气格局的疫病预测方法还需要参考客主加临、胜复郁发、升降迁复等相关内容，其核心为自然天地之气的自我平衡修复，先胜必复，郁极乃发。

中医运气学说主要通过把握气候变化规律，进而掌握预测疾病的发生与流行规律、指导疾病的预防和临床治疗。每年气候变化均有一定的规律可循，一般气候变化可以用主运、主气的变化规律来推测，特殊气候变化规律可以根据各值年岁运和客气的变化规律来推测。六淫是发病的重要因素之一，疾病的发生流行和四时气候的变化密切相关。运气学说测知气候变化规律的同时，也可以推测疾病的发生和流行，主运、主气用来推测每步气运疾病变化的一般情况。例如，初之气为厥阴风木，风为春季的主气，风气通于肝，故春季人体肝气变化较大，肝病较多，其他季节同理，主气通于何脏腑则该脏腑就容易发病。

五运六气理论对于疾病的预测，主要是基于干支系统的推算和五行的生克制化胜复理论。

1.通过岁运预测疾病

岁运引起疾病的发生一般有两种情况，太过和不及。以木运为例说明。

（1）木运太过之年，其发病规律是岁运所应之脏偏胜而病，所胜之脏受抑制而病，如《素问·气交变大论篇》中记载："岁木太过，风气流行，脾土受邪，民病飧泄食减，体重烦冤，肠鸣腹支满，上应岁星，甚则忽忽善怒，眩冒巅疾。化气不政，生生气独治，云物飞动，草木不宁，甚而摇落，反胁痛而吐甚，冲阳绝者死不治疗，上应太白星。"木运太过之年人体的发病规律是肝脏本身以及所胜之脏脾土的病变，肝气太过，则见善怒、眩冒等症状，木胜克土，则见飧泄食减，肠鸣腹满。

（2）岁运不及之年，其发病规律是岁运所应之脏不足而病，所不胜之脏来乘，复气来复而产生相应的病证，如《素问·气交变大论篇》中言："岁木不及，燥乃大行，生气失应，草木晚荣，肃杀而甚，则刚木辟著，柔萎苍干，上应太白星，民病中清，胠胁痛，少腹痛，肠鸣溏泄，凉雨时至，上应太白星，其谷苍。上临阳明，生气失政，草木再荣，化气乃急，上应太白、镇星，其主苍早。复则炎暑流火，湿性燥，柔脆草木焦槁，下体再生，华实齐化，病寒热疮疡痱胗痈痤，上应荧惑、太白，其谷白坚。白露早降，收杀气行，寒雨害物，虫食甘黄，脾土受邪，赤气后化，心气晚治，上胜肺金，白气乃屈，其谷不成，咳而鼽，上应荧惑、太白星。"木运不及之年人体的发病规律是肝脏及所不胜之脏肺和来复之气对应之脏心发生病变。而通过推算岁运的太过不及则可以把握全年的运之盛衰，推测疾病发生发展的情况。

2.通过六气预测疾病

六气用于预测疾病，主要依靠掌握司天、在泉之气对人体疾病影响的规律。

（1）司天对疾病的影响。在《素问·五常政大论篇》中说："少阳司天，火气下临，肺气上从，白起金用，草木眚，火见燔焫，革金且耗，大暑以行，咳嚏鼽衄鼻窒，曰疡，寒热胕肿。风行于地，尘沙飞扬，心痛胃脘痛，厥逆膈不通，其主暴速。阳明司天，燥气下临，肝气上从，苍起木用而立，土乃眚，凄沧数至，木伐草萎，胁痛目赤，掉振鼓栗，筋痿不能久立。暴热至，土乃暑，阳气郁发，小便变，寒热如疟，甚则心痛，火行于槁，流水不冰，蛰虫乃见。太阳司天，寒气下临，心气上从，而火且明，丹起金乃眚，寒清时举，胜则水冰。火气高明，心热烦，嗌干善渴，鼽嚏，喜悲数欠，热气妄行，寒乃复，霜不时降，善忘，甚则心痛。土乃润，水丰衍，寒客至，沉阴化，湿气变物，水饮内稸，中满不食，皮瘤肉苛，筋脉不利，甚则胕肿身后痛。"

（2）在泉对疾病的影响。《素问·至真要大论篇》中说："岁厥阴在泉，风淫所胜，则地气不明，平野昧，草乃早秀。民病洒洒振寒，善伸数欠，心痛支满，两胁里急，饮食不下，膈咽不通，食则呕，腹胀善噫，得后与气，则快然如衰，身体皆重。岁少阴在泉，热淫所胜，则焰浮川泽，阴处反明。民病腹中常鸣，气上冲胸，喘不能久立，寒热皮肤痛，目瞑齿痛颔肿，恶寒发热如疟，少腹中痛腹大，蛰虫不藏。岁太阴在泉，草乃早荣，湿淫所胜，则埃昏岩谷，黄反见黑，至阴之交。民病饮积，心痛，耳聋浑浑焞焞。嗌肿喉痹，阴病血见，少腹痛肿，不得小便，病冲头痛，目似脱，项似拔，腰似折，髀不可以回，腘如结，腨如别。"从上可知，司天在泉对人发病的影响主要是司天在泉之气所应之脏和所胜之脏发病。

由于运气学说可以推测每年气候和疾病发生的情况，因此在预防疾病以及临床诊治方面具有很重要的作用，《黄帝内经》中也是一直强调医生应该掌握这一项预测能力，进而可以治未病。《素问·六元正纪大论篇》中说："先立其年以明其气，金木水火土运行之数，寒暑燥湿风火临御之化，则天道可见，民气可调。"《素问·五常政大论篇》中言遣方用药要："必先岁气，无伐天和，无盛盛，无虚虚，而遗人夭殃，无致邪，无失正，绝人长命。"《素问》中的多篇内容亦强调"不知年之所加，气之盛衰，不可以为工矣"。运气学说是天人关系的集大成者，正因为它遵循天道，所以具有预测疾病的能力，明白运气学说之后，就可以掌握每年气之盛衰，了解脏腑之气机变化，从而能更好地把握病机、治疗疾病，真正地做到"夫道者，上知天文，下知地理，中知人事，可以长久"。

二、五运六气理论可以预测疫病吗

预测疫病是五运六气理论的一大特点。在《黄帝内经》中通过对五运和六气的分析，详细地论述了可能发生疫病的运气条件。如《素问·六元正纪大论篇》中说："凡此太阳司天之政，气化运行先天，天气肃，地气静，寒临太虚，阳气不令，水土合德，上应辰星镇星。其谷玄黅，其政肃，其令徐。寒政大举，泽无阳焰，则火发待时……初之气，地气迁，气乃大温，草乃早荣，民乃厉，温病乃作，身热头痛呕吐，肌腠疮疡。"其认为在太阳司天之时，初之气因为是客气少阳相火加临，主气厥阴风木，因此气候容易温热太过，所以极易出现瘟疫。再如"凡此厥阴司天之政，气化运行后天……终之气，畏火司令，阳乃大化，蛰虫出见，流水不冰，地气大发，草乃生，人乃舒，其病温厉"。指出厥阴司天之岁，终之气为客气少阳相火加临，主气太阳寒水，冬季反温，极易出现瘟疫。2019年为己亥年，就是厥阴司天之岁，所以12月份出现疫情。如果从五运六气理论出发来看，这也是意料之中的事情。

另外，五运六气"三年化疫"的理论也可以作为运气学说预测疫病的理论基础。湖南大学靳九成教授就是从现代天体物理学的角度出发，通过六曜论平气结合"三年化疫"理论，提前发文预测了2019年的己亥年为大的疠气年。笔者与靳九成教授联手在原有六曜论平气和运气预测理论的基础上增加了纳音五行因素，发文预测了下一个疠气年为乙卯年（2035年）。详情请看附篇所载文章。

三、什么是"三虚致病"

何谓三虚？《灵枢·岁露论》中云："乘年之衰，逢月之空，失时之和，因为贼风所伤，是谓三虚。"《素问·本病论篇》中云："人气不足，天气如虚……邪鬼干人，致有夭亡……一脏不足，又会天虚，感邪之至也。"又说："天虚而人虚也，神游失守其位，即有五尸鬼干人，令人暴亡也。"三虚具体指的是天虚、人虚、虚邪。天虚即自然气候乖戾失常，人虚即机体抗病能力下降，虚邪即《黄帝内经》中说的虚邪贼风，泛指各种致病因素也包括致病微生物的侵袭。

具体而言，《素问·八正神明论篇》中说："以身之虚，而逢天之虚，两虚相感，其气至骨，入则伤五脏，工候救之，弗能伤也，故曰天忌不可不知也。"这里就提出了，人身之虚（包括先天禀赋和后天阴阳失调）与天之虚（天体格局变化所致气候的异常），两虚相感（人与邪的属性相同，同气相感）导致疾病的论点。《素问·刺法论篇》提出了"感而三虚"的论述，如曰："人病心虚，又遇君相二火司天失守，感而三虚，遇火不及，黑尸鬼犯之，令人暴亡。"这里就指出了"人虚"即心虚，"天虚"即君相二火司天失守且火运不及，"虚邪"即黑尸鬼，是五行属水的邪气，因为水克火，致使心火更虚。这样"天人感应"虚者更虚，故导致暴亡。

针对致疫的三大条件，也给防治疫病提供了一个新的思考方向。对应现代《传染病学》，"人虚""虚邪"即保护易感人群、切断传播途径与控制传染源三个方面，而"天虚"是运气学独树一帜的理论。在疫病的防治过程中，不仅需要探讨直接致病原的作用，还需要考虑"天人关系"的影响。于天虚，可察岁气变化而进行提前预知，即《黄帝内经》中所谓的"冬不藏精，春必病温"；于人虚，在《黄帝内经》中重视人体正气在抗邪中的作用，即"正气存内，邪不可干，邪之所凑，其气必虚"；于虚邪，则秉持"虚邪贼风，避之有时"的理念，在疫情期间注意自身防护，尽量创造条件回避可能导致疫病的一切因素。

四、什么是"刚柔失守，三年化疫"

"刚柔失守，三年化疫"的理论主要来源于《素问·刺法论篇》和《素问·本病论篇》。《素问·刺法论篇》中说："黄帝问曰：刚柔二干，失守其位，使天运之气皆虚乎？与民为病，可得平乎？岐伯曰：深乎哉问！明其奥旨，天地迭移，三年化疫，是谓根之可见，必有逃门。"提出了刚柔二干，失守其位，三年化疫的理论。具体刚柔二干是怎么失守化疫呢？《素问·刺法论篇》中说："假令甲子，刚柔失守，刚未正，柔孤而有亏，时序不令，即音律非从，如此三年，变大疫也……又有下位己卯不至，而甲子孤立者，次三年作土疠，其法补泻，一如甲子同法也。"提出了如果甲子年和己卯年刚柔失守，三年化为土疫和土疠，什么情况下甲子和己卯年才会刚柔失守呢？

《素问·本病论篇》中说："假令甲子阳年，土运太窒，如癸亥天数有余者，年虽交得甲子，厥阴犹尚治天，地已迁正，阳明在泉，去岁少阳以作右间，即厥阴之地阳明，故不相和奉者也。癸巳相会，土运太过，虚反受木胜，故非太过也，何以言土运太过，况黄钟不应太窒，木既胜而金还复，金既复而少阴如至，即木胜如火而金复微，如此则甲己失守，后三年化成土疫，晚至丁卯，早至丙寅，土疫至也，大小善恶，推其天地，详乎太一。又只如甲子年，如甲至子而合，应交司而治天，即下己卯未迁正，而戊寅少阳未退位者，亦甲己下有合也，即土运非太过，而木乃乘虚而胜土也，金次又行复胜之，即反邪化也。阴阳天地殊异尔，故其大小善恶，一如天地之法旨也。"这是什么意思呢？甲子年，本土运太过，少阴君火司天，阳明燥金在泉。甲子年的上一年为癸亥年，癸亥年厥阴风木司天、少阳相火在泉。虽然已经从癸亥年到了甲子年，但厥阴风木仍司天，而阳明燥金已迁正在泉，上年的在泉之气少阳成为阳明燥金的右间，因此形成了厥阴风木司天、阳明燥金在泉的情况，因此不相和奉。"癸己相会，土运太过，虚反受木胜，故非太过也，何以言土运太过"，癸为火运不及，己为土运不及，却言土运太过和虚反受木胜，应为土运太虚，因此被木胜，因此岁运不是土运太过。木胜则金气来复，金气来复而火至，这就是木胜如火而金微复，像这种甲己土运失守的情况，后三年化为土疫，晚至丁卯，早至丙寅，土疫至也。以甲子为第一年，则丙寅为第三年，丁卯为第四年，所以后三年化疫有两种情况。又如甲子年，如甲至子相合，正常的与上一年交接司天之气，但己卯年司天之气未迁正，上一年戊寅年少阳司天未退位，也是甲己土运未合德，因此土运不是太过，也会木胜而金复，后三年化疫，其他仿此例。

通过上面的分析可知，《素问·刺法论篇》和《素问·本病论篇》中提出的"刚柔失守，三年化疫"非常的难以理解，有些地方也存在着解释不清的地方，比如甲己土运合德的问题在其他的运气篇章中从未提过。最近，靳九成先生提出了关于"刚柔失守，三年化疫"新的解释，即首先通过六曜的影响力度来判断平气年，平气年后一年便会出现刚柔失守，因为从天文角度，一种平衡星体关系的出现是暂时的，星体是运动的，随后必然就会出现不平衡。然后三年后会有大的疫情出现。靳九成先生通过这种方法成功预测了己亥年（2019）的疫情。详见附篇。

五、容易形成疫病的运气条件是什么

中医将具有传染性、流行性的疾病归于疫病、时行病、瘟疫等范畴。对于疫病的预测，形成中医通过岁运之太过不及、六气司天在泉、主客之气变迁、运气加临胜复、郁发等理论推演，得出自然应时之气、非时之气盛衰及其对人体脏腑之气影响的相应推断，形成有关疫病流行趋势、证候特点、防治原则的推论，自然环境的非时之气乖戾或应时之气暴烈是疫病发生的重要外因。

在《黄帝内经》五运六气理论中提到的容易导致疫病的运气条件有以下几点。

（1）客主加临时，在主气二之气少阴君火所主的时段里，如果客气恰好为少阴君火或者少阳相火，即为二火相逢，则容易发生瘟疫。

（2）客气少阳之气所在的时段容易发生瘟疫。

（3）在泉之气的右间气应升而不能升，司天之气的右间气应降而不能降，升降不当，当年容易发生瘟疫。

（4）刚柔失守，三年化疫。

（5）间气的不迁正、不退位之年也容易发生瘟疫。

（6）人体脏腑之气不足，遇到与该脏五行属性相同的司天之气所致异常气候，在此基础上出现情志不节、饮食失调，三虚相合，易发瘟疫。

（7）岁运五行属性与司天之气五行属性相同的天符之年，易发疫疠，根据疫病之邪的性质和岁运的亢害承制有金疫、水疫、火疫、土疫、木疫。

后世医家又补充了一些疫病的发病条件。如提出土运之岁易致黄疸，霍乱；司天之气中太阴湿土、少阳相火和少阴君火在司天过程中容易产生疫病，如太阴湿土司天时容易造成黄疸，在《玄珠密语·天元定化纪》中云："太阴为土，其令雨，其性润，其德缓，其变埃昏……其病痞噎，黄疸。"在泉之气也会对疫病的形成有重要影响，如在泉之气被岁运之气抑制，若太阴湿土在泉，又逢木运之岁，次岁多有瘟疫、黄疸流行。

总而言之，疫病的形成在于非其时而有其气，或运气同化太过，与此同时，人群出现了普遍的正气不足，则容易发生瘟疫。

六、医者如何提前防疫防病

《素问·六节藏象论篇》中说："不知年之所加，气之盛衰，虚实之所起，不可以为工矣。"更有人言："不明五运六气，读尽方书何济。"可见五运六气理论的重要性，因此要防病防疫，必须要掌握五运六气理论。治疗疾病在某种意义上就是筛选甄别多种信息，从而找到有利于医者诊断的信息。系统学习五运六气知识，在同样的条件下掌握更多的信息，找到有利于医者诊断的信息，运气学说可以系统的使医者掌握天地自然的变化信息，从而对各种情况做出预防。学习运气学说便可以从主运上把握全年的气候变化与人体疾病的发病特点，对疾病病机有很好的把握，从而更好地用药。清楚客气预测气候之变，在一年主气的基础上综合分析全年气候之变，更好地把握病因，明白天地之气的变化以更好地知病。疫病的发病及流行规律与五运六气气候变化密切相关。在流行性、传染性疾病时有发生的今天，总结疫病发病规律与发病趋势，在掌握五运六气理论的基础上从多角度深入探讨疫病，这对医者增强临床疫病辨证论治及预防具有重要的现实指导意义。

第四节　运气理论在疾病诊治方面的指导

一、什么是标本中气

《素问·六微旨大论篇》中云："少阳之上，火气治之，中见厥阴；阳明之上，燥气治之，中见太阴；太阳之上，寒气治之，中见少阴；厥阴之上，风气治之，中见少阳；少阴之上，热气治之，中见太阳；太阴之上，湿气治之，中见阳明，所谓本也，本之下，中之见也，见之下，气之标也。本标不同，气应异象。"《素问·至真要大论篇》中说："六气标本，所从不同奈何？少阳太阴从本，少阴太阳从本从标，阳明厥阴，不从标本从乎中也。故从本者化生于本，从标本者有标本之化，从中者以中气为化也。"

何谓"标""本"？《说文解字》云"木下曰本""标，木杪末也"。可知"本"即为事物之根本，犹如树之根基，"标"为外展之枝梢。从五运六气的角度来看，地球公转产生一年四季变化，分之为六，则为风、寒、暑、湿、燥、火六气，进而影响地球气候变化、万物的生长收藏，故以六气为本。标者，符号也，标记三阴三阳气之多少，正如《素问·天元纪大论篇》所云："何谓气有多少，形有盛衰？鬼臾区曰：阴阳之气各有多少，故曰三阴三阳也。"

关于"中气"，历代医家各抒己见，有人认为"中"即交通上下、致中和之意，中气在六气的循环往复之中协调彼此的气机状态，保证六气的运行秩序。至于"从化"，如厥阴、少阳同居东方，均处于气机升发之位。厥阴出阴入阳而为少阳，顺从暑月少阳极盛之火而化，故"从化"实为气的一种气化方向。

因此，标本中气学说实为关于风、寒、暑、湿、燥、火六气的运动变化对人体影响的学说，其有主次、从化之分。至于六气与三阴三阳的配属，有人从"从阳化热、从阴化寒"出发，如阳明本气为燥而中见为湿，因其居西方乾金，时值秋收，凉降之力大，故其标阳，太阴本气为湿而中见为燥，因其居艮坤土位，湿气偏胜，故其标阴。

清代医家陈修园曾言："六气之标本中气不明，不可以读《伤寒论》。"有人认为，六气皆有标本中气之变，都有"从本""从标""从乎中气"这三种类型，《素问·至真要大论篇》所论只是强调常见病、疑难病与易忽略的病变类型，不可拘泥于此。正如清末医家郑钦安所言："六经各有标、本、中三气为主。客邪入于其中，便有从中化为病，又不从中化而从标化为病。故入一经，初见在标，转瞬在中，便不知邪之出入也。"是故标本中气学说可用于构建《伤寒论》体系、阐明运气学说中六气的运动、变化、盛衰。

二、什么是南政北政

《素问·至真要大论篇》中说："帝曰：夫子言察阴阳所在而调之，论言人迎与寸口相应，若引绳小大齐等，命曰平，阴之所在寸口何如？岐伯曰：视岁南北，可知之矣。帝曰：愿卒闻之。岐伯曰：北政之岁，少阴在泉，则寸口不应；厥阴在泉，则右不应；太阴在泉，则左不应。南政之岁，少阴司天，则寸口不应；厥阴司天，则右不应；太阴司天，则左不应。诸不应者，反其诊则见矣。帝曰：尺候何如？岐伯曰：北政之岁，三阴在下，则寸不应；三阴在上，则尺不应。南政之岁，三阴在天，则寸不应；三阴在泉，则尺不应。左右同。故曰：知其要者，一言而终，不知其要，流散无穷。此之谓也。"

何谓"政"？有人从运气七篇中"政"字的相关语句出发，认为其为当值之气或为运的"布政""施政"之义。还有人提出南、北政新解，认为其受"阳主阴从"的影响，当以少阳、阳明、太阳位置的面南、面北而言。三阳司天则面北，言其见而为北政，三阳在泉则面南，言其见而为南政。

而关于南政、北政如何划分的问题，历代注家各持己见，主要有以下六点。一主土运解南、北政，首倡唐代王冰之注，他认为"土运之岁"为南政，"木火金水运"为北政，刘温舒、刘完素等均认同此说，正如杨上善所言："孤，尊独也。五行之中，土独为尊，以王四季。"反映了古人"以土为尊"的思想。二以火运解之，清代张志聪认为"戊癸年为南政，甲乙丙丁己庚辛壬年为北政"，反映古人崇拜太阳的思想。三从天文历法角度阐释，以黄道南北纬解南、北政，任应秋赞同陆儋辰之说："唯陆筦泉的《运气辩》谓南北政之分在于岁阴有南北之分布，较他说以为胜。"四以气机升降解南、北政，在《素问悬解》中指出："一日之中，天气昼南而夜北，是一日之南北政也；一岁之中，天气夏南而冬北，是一岁之南北政也。"又说："在北则南面而布北方之政，是谓北政，天气自北向南升，故尺主在泉而寸主司天，在南则北面而布南方之政，是谓南政，天气自南而北降，故寸主在泉而尺主司天。"五以卯酉线分南、北政，徐振林在《内经五运六气学》中说："天门地户之说是太阳周年运动，与十二支纪年是两回事，考《灵枢·卫气行》《素问·六微旨大论篇》对十二辰方位的论述，当以午为南、子为北。"这实质上是按地球赤道卯酉线分南、北政。六田合禄提出"南北政"实指以客气六气司天在泉为划分界限，"面北"司天为南政，"面南"在泉为北政。

南北政理论可指导医者以运气脉法来察患者与天地之间的关系。正如五运六气理论所言，主气主常、客气主变，在运气脉法中亦如是。刘完素指出，主气所应为地脉，客气所应为天脉，主气岁岁不变，寸口六脉按五行相生次序排布以应主气，客气无常，变化多端，其所应脉象如《素问·至真要大论篇》中所述：

"厥阴之至其脉弦，少阴之至其脉钩，太阴之至其脉沉，少阳之至大而浮，阳明之至短而涩，太阳之至大而长。"但是，主客应脉而脉各不同，加之南北政所影响的不应脉，该如何运用？此时，当结合客主加临来综合把握。若客主相得，则客主二脉大同而小异；若不得，则当结合实际的"象"综合考虑。若近于主气之"象"则为主胜客，以主气为主，反之依然。如已亥年，客之终气为相火在泉，主之终气为太阳寒水，则"水位之主气盛，则天气大寒，脉当沉短以敦，反此者，病也。少阳之客气胜，则天气大煊，脉当稍大而浮。若主客气平，冬无胜衰，则天气不寒而微温，而脉可见其半，微沉微浮，大不胜大，短不胜短，中而以和，反此者病也"。

综上，南北政理论虽然繁复，但颇具应用价值，临证诊脉时仍需秉持"不以数推，以象之谓也"之理念，察岁气之"常"与"变"，不可机械应用。

三、病机十九条反映了什么

何谓"病机"？《素问·至真要大论篇》中云："岐伯曰：审察病机，无失气宜，此之谓也。帝曰：愿闻病机何如？谨守病机，各司其属。""机"者，《说文解字》中释为"主发谓之机"，《后汉书·张衡传》中谓之"施关发机"，皆意为关键、枢纽。"病机"为疾病之机要。从这里可以看出，中医的病机学说其实是来源于五运六气理论，因此我们现在讨论病机，不应该脱离运气，这可能就是"勿失气宜"的道理。

病机十九条亦出自《素问·至真要大论篇》，书中说："帝曰：愿闻病机何如？岐伯曰：诸风掉眩，皆属于肝；诸寒收引，皆属于肾；诸气膹郁，皆属于肺；诸湿肿满，皆属于脾；诸热瞀瘛，皆属于火；诸痛痒疮，皆属于心；诸厥固泄，皆属于下；诸痿喘呕，皆属于上；诸禁鼓栗，如丧神守，皆属于火；诸痉项强，皆属于湿；诸逆冲上，皆属于火；诸胀腹大，皆属于热；诸躁狂越，皆属于火；诸暴强直，皆属于风；诸病有声，鼓之如鼓，皆属于热；诸病胕肿疼酸惊骇，皆属于火；诸转反戾，水液浑浊，皆属于热；诸病水液，澄彻清冷，皆属于寒；诸呕吐酸，暴注下迫，皆属于热。故大要曰：谨守病机，各司其属，有者求之，无者求之，盛者责之，虚者责之，必先五胜，疏其血气，令其调达，而致和平，此之谓也。"

从原文可知，病机十九条的体例均为"诸……皆属于……"的格式，任应秋教授在《病机临证分析》一书中强调，"诸"者，众也，许多之意，非指全部，意在解析条文时当明确，凡此种种病机，不能绝对化，其仅针对多数情况，不能一概而论。

诸风掉眩，皆属于肝。"风"者，厥阴风木之象；"掉""眩"者，正如《黄帝内经》中所言："曲直动摇，风之用也。"当风木郁勃、不能条达，则郁怒而生风，冲逆于上，见"掉""眩"之征，多可归属于肝病。刘完素亦强调，风火相搏四时皆有，因五运六气变化多端，不可因失其时而便谓之无也，但有微甚而已。

诸寒收引，皆属于肾。王冰注《素问》中说："收，谓敛也；引，谓急也。寒物收缩，水气同也。"即寒性降敛、阳气封藏之象。寒为太阳所主，在人为肾，时令严寒，故当寒象太过、阳气不布，引起拘挛之象者，多可归属于肾。

诸气膹郁，皆属于肺。"膹"者，诸家多释为气息喘急、满闷不舒；"郁"者，积聚、凝滞也。肺气右降，而时值少商、火运之时，肺家失其肃降之职，抑或他脏之病涉及于肺，而见肺气不降，多可归属于肺。

诸湿肿满，皆属于脾。"肿"者，浮肿也；"满"者，张介宾释为胀满不行也。时值太阴湿土或太宫之时，湿盛于内，脾胃失其升清降浊之用，中焦痞塞、气机紊乱而自觉腹部胀满不适，或外感湿邪，浸淫肌肤而为浮肿。故凡见"肿""满"者，多可归属于脾。

诸热瞀瘛，皆属于火。"瞀"者，《玉篇》中释为"目不明貌"；"瘛"者，四肢痉挛之症，"瞀瘛"意为神志不明、四肢痉急也。少阳主三焦与甲木，甲木不降，化气相火，冲逆于上，则见神气昏瞀，热盛伤津则见四肢痉急，故见"瞀瘛"，多可归属于"火"。

诸痛痒疮，皆属于心。黄元御认为"痛""痒""疮疡"，皆为经络营卫之郁塞，而心主血脉，君火失其显明之性，则见诸症。

诸厥固泄，皆属于下。"厥"者，四肢厥冷也；"固"者，瘕块坚固也；"泄"者，大便溏泄也。皆属于肾阳虚寒之证，多归属于"下"。

诸痿喘呕，皆属于上。"痿"者，手足痿弱，无力以运动也，肺主燥而居上部，燥金为病则津液不能濡润四肢；"喘""呕"者，肺胃之逆也。故证见"痿""喘""呕"，多可归属于上焦病变。

诸禁鼓栗，如丧神守，皆属于火。"禁"者，牙关紧闭也；"鼓"者，颔部鼓起、牙关不时鼓动之象；"栗"者，发抖之意。黄元御释之为："甲木为阴邪所闭，阳气不能透发，郁勃而发，神失其守，则见诸症。"

诸痉项强，皆属于湿。"痉项强"即筋脉强直而不柔和，逢太阴之湿盛，阻滞经络，多见此症。

诸逆冲上，皆属于火。"冲上"者，较"上逆"更甚，甲木相火随太阳下蛰而温癸水，甲木不降，相火随甲木冲逆而上也。

诸胀腹大，皆属于热。腹部为脾胃、大肠、小肠等脏腑所居，手太阳小肠经热盛亦可见腹部胀大不适。

诸躁狂越，皆属于火。"躁""狂""越"三者均言精神不得安宁之状，其象为"火"。

诸暴强直，皆属于风。"暴"者，急骤、猛烈之意；"强"者，僵硬也。症见突发身体僵硬、挺直，有如"风"象。

诸病有声，鼓之如鼓，皆属于热。黄元御认为手太阳小肠经居腹部，君火热盛，腹胀气阻、扣之如鼓，则症见如此。

诸病胕肿，疼酸惊骇，皆属于火。土湿胃逆致甲木不降，浊气壅塞于肌肉、经络，而生肿胀、疼酸，胆木相火浮越于外而生惊骇也。

诸转反戾，水液浑浊，皆属于热。刘完素认为"戾"者，乖戾也，即热盛伤津致筋缩里急乖戾失常而病也，湿热浸淫膀胱，可致尿液浑浊。

诸病水液，澄彻清冷，皆属于寒。刘完素释"澄彻清冷"为湛而不浑浊也，其象为"寒"，意即水谷不化、吐利清冷，故多归属于"寒"。

诸呕吐酸，暴注下迫，皆属于热。"呕吐酸"者，五味入肝则为酸，肝热则吐酸也；"暴注"者，突发注泄之意。即热盛于内，致上下莫容，见上吐下泻之症。

病机十九条强调诸病之病机，而五运六气理论亦重视病机的主要矛盾，把握主要矛盾即可执简御繁，达事半功倍之效。

四、性味如何配运气

五运六气理论怎样指导临床治疗呢？在《黄帝内经》中记载的方剂很少，大多只是提供了治疗原则，这个治疗原则就是药物的性味，如《素问·至真要大论篇》中说："诸气在泉，风淫于内，治以辛凉，佐以苦，以甘缓之，以辛散之。热淫于内，治以咸寒，佐以甘苦，以酸收之，以苦发之。湿淫于内，治以苦热，佐以酸淡，以苦燥之，以淡泄之。火淫于内，治以咸冷，佐以苦辛，以酸收之，以苦发之。燥淫于内，治以苦温，佐以甘辛，以苦下之。寒淫于内，治以甘热，佐以苦辛，以咸泻之，以辛润之，以苦坚之……司天之气，风淫所胜，平以辛凉，佐以苦甘，以甘缓之，以酸泻之。热淫所胜，平以咸寒，佐以苦甘，以酸收之。湿淫所胜，平以苦热，佐以酸辛，以苦燥之，以淡泄之。湿上甚而热，治以苦温，佐以甘辛，以汗为故而止。火淫所胜，平以酸冷，佐以苦甘，以酸收之，以苦发之，以酸复之，热淫同。燥淫所胜，平以苦温，佐以酸辛，以苦下之。寒淫所胜，平以辛热，佐以甘苦，以咸泻之。"见表5-4、表5-5。

表5-4　六淫在泉应采用之气味表

六淫为病	治之气味	佐之味	使之味
风淫于内	以辛凉治	以苦佐	以甘缓，以辛散
热淫于内	以咸寒治	以甘苦佐	以酸收，以苦发
湿淫于内	以苦热治	以酸淡佐	以苦燥，以淡泄
火淫于内	以咸冷治	以苦辛佐	以酸收，以苦发
燥淫于内	以苦温治	以甘辛佐	以苦下
寒淫于内	以甘热治	以苦辛佐	以咸泻，以辛润，以苦坚

表5-5　六淫司天应采用之气味表

六淫所胜	平之气味	佐之味	使之味
风淫所胜	以辛凉平	以苦甘佐	以甘缓，以酸泻
热淫所胜	以咸寒平	以苦甘佐	以酸收，以酸复
湿淫所胜	以苦热平	以酸辛佐	以苦燥，以淡泄
湿上甚而热	以苦温治	以甘辛佐	以汗为故止
火淫所胜	以酸冷平	以苦甘佐	以酸收，以苦发，以酸复
燥淫所胜	以苦湿平	以酸辛佐	以苦下
寒淫所胜	以辛热平	以甘苦佐	以咸泻

　　为什么这么治疗呢?《素问·宝命全形论篇》中说："人以天地之气生，四时之法成。"又曰："夫人生于地，悬命于天，天地合气，命之曰人。人能应四时者，天地为之父母。"由此可见，人的生命除了父母给予我们的遗传物质之外，天地之气也是人体的重要构成部分。对于天地之气作用人的途径《素问·六节藏象论》中说："天食人以五气，地食人以五味。五气入鼻，藏于心肺，上使五色修明，音声能彰。五味入口，藏于肠胃，味有所藏，以养五气，气和而生，津液相成，神乃自生。"由此可见，天地是通过气味来影响人体的。那么四气五味是如何联系天地和人体脏腑的呢?《素问·天元纪大论篇》中云："寒暑燥湿

风火，天之阴阳也，三阴三阳上奉之。木火土金水火，地之阴阳也，生长化收藏下应之。"由此可知，天之气与阴阳二气的变化有关。在自然就体现为四时阳气的多少，即温热凉寒（平）四气，这是生理上的天人相应。在病理上，《素问·阴阳应象大论篇》中说："故天之邪气，感则害人五脏。"可见天之邪气会影响人的脏腑盛衰，且首先影响的是相应之脏。所以风淫胜则肝风火易旺，热淫胜则心火易亢，湿淫胜则脾易受困，燥胜则肺受邪，寒淫盛则肾易寒。

《素问·脏气法时论篇》中说："肝苦急，急食甘以缓之。心苦缓，急食酸以收之。脾苦湿，急食苦以燥之。肺苦气上逆，急食苦以泄之。肾苦燥，急食辛以润之，开腠理，致津液，通气也。肝欲散，急食辛以散之，用辛补之，酸泻之。心欲耎，急食咸以耎之，用咸补之，甘泻之。脾欲缓，急食甘以缓之，用苦泻之，甘补之。肺欲收，急食酸以收之，用酸补之，辛泻之。肾欲坚，急食苦以坚之，用苦补之，咸泻之。"见表5-6、表5-7。因此风淫胜，肝风火旺用辛凉之药平肝息风；热淫胜，心火易亢用咸寒泻心火；湿淫胜，脾易受困用苦热除脾湿；燥胜用苦温除肺燥；寒淫盛，肾寒用辛甘热祛肾寒。这也体现了"天人相应"中医的核心生命观，它认为人是天地合气的人，自然界的阴阳五行直接参与形成且影响了人体脏腑气血，因此只有顺应阴阳五行，"四气调神""谨和五味"才能"长有天命"。同时这也是治病纠偏的基本法则，故中医从四气五味出发调理脏腑并遣方用药，这与"天人相应"的生命观可谓是一脉相承。

关于四气、五味的功用以及在运气方中的应用，请详看附篇《中医四气五味理论与脏腑补泻关系的探讨》与《五脏苦欲补泻理论在〈三因司天方〉中的运用》。

表5-6　五脏所苦及缓解之味表

五脏所苦	缓解之味
肝苦急	急食甘以缓之
脾苦湿	急食苦以燥之
心苦缓	急食酸以收之
肾苦燥	急食辛以润之
肺苦气上逆	急食苦以泄之

表5-7　五脏所欲及其补泻之味

五脏所欲	所欲味	补之味	泻之味
肝欲散	急食辛以散之	以辛补之	以酸泻之
心欲耎	急食咸以耎之	以咸补之	以甘泻之

续表

五脏所欲	所欲味	补之味	泻之味
脾欲缓	急食甘以缓之	以甘补之	以苦泻之
肺欲收	急食酸以收之	以酸补之	以辛泻之
肾欲坚	急食苦以坚之	以苦补之	以咸泻之

五、运气方如何组方

如何运用运气组方?《素问·至真要大论篇》和《素问·六元正纪大论篇》中都给出了指导性的原则,如《素问·六元正纪大论篇》中说:"甲子、甲午岁,上少阴火,中太宫土运,下阳明金……其化上咸寒,中苦热,下酸热,所谓药食宜也。"从岁运和司天在泉的影响,给出了甲子、甲午年的运气组方原则,其他年份也给出了相应的指导原则,但均未给出处方。宋代陈无择根据《黄帝内经》中的组方原则,将运和气分开制方,制天干方十首,地支方六首,并根据所处不同之气加减变化,称为三因司天方,补充了《黄帝内经》中有法无方的空白。

但是很显然,我们不能只停留于运用三因司天方,更重要的是了解运气方的组方思路,从而能够根据实际情况自己组方。而此中的关键还是要把五运六气理论研究清楚,把《黄帝内经》中运气的性味原则和病机把握到位,正如陈无择所言:"故达人之见,必顺天以察运,因变以求气,得其义则胜复盛衰之理,随其机而应其用矣。"

对于六十甲子岁气特点的应对原则,在《黄帝内经》中已经通过性味的论述给出了。如《素问·六元正纪大论篇》中说:"甲子、甲午岁,上少阴火,中太宫土运,下阳明金,其化上咸寒,中苦热,下酸热,所谓药食宜也。乙丑、乙未岁,上太阴土,中少商金运,下太阳水,其化上苦热,中酸和,下甘热,所谓药食宜也。丙寅、丙申岁,上少阳相火,中太羽水运,下厥阴木,其化上咸寒,中咸温,下辛温,所谓药食宜也。丁卯、丁酉岁,上阳明金,中少角木运,下少阴火,其化上苦小温,中辛和,下咸寒,所谓药食宜也。戊辰、戊戌岁,上太阳水,中太徵火运,下太阴土,其化上苦温,中甘和,下甘温,所谓药食宜也。己巳、己亥岁,上厥阴木,中少宫土运,下少阳相火,其化上辛凉,中甘和,下咸寒,所谓药食宜也。庚午、庚子岁,上少阴火,中太商金运,下阳明金,其化上咸寒,中辛温,下酸温,所谓药食宜也。辛未、辛丑岁,上太阴土,中少羽水运,下太阳水,其化上苦热,中苦和,下苦热,所谓药食宜也。壬申、壬寅岁,上少阳相火，中太角木运，下厥阴木，其化上咸寒，中酸和，下辛凉，所谓药食宜也。癸酉、癸卯岁，上阳明金，中少徵火运，下少阴火，其化上苦小温，中咸温，下咸寒，所谓药食宜也。甲戌、甲辰岁，上太阳水，中太宫土运，下太阴土，其化上苦热，中苦温，下苦温，药食宜也。乙亥、乙巳岁，上厥阴木，中少商金运，下少阳相火，其化上辛凉，中酸和，下咸寒，药食宜也。丙子、丙午岁，上少阴火，中太羽水运，下阳明金，其化上咸寒，中咸热，下酸温，药食宜也。丁丑、丁未岁，上太阴土，中少角木运，下太阳水，其化上苦温，中辛温，下甘热，药食宜也。戊寅、戊申岁，上少阳相火，中太徵火运，下厥阴木，其化上咸寒，中甘和，下辛凉，药食宜也。己卯、己酉岁，上阳明金，中少宫土运，下少阴火，其化上苦小温，中甘和，下咸寒，药食宜也。庚辰、庚戌岁，上太阳水，中太商金运，下太阴土，其化上苦热，中辛温，下甘热，药食宜也。辛巳、辛亥岁，上厥阴木，中少羽水运，下少阳相火，其化上辛凉，中苦和，下咸寒，药食宜也。壬午、壬子岁，上少阴火，中太角木运，下明阳金，其化上咸寒，中酸凉，下酸温，药食宜也。癸未、癸丑岁，上太阴土，中少徵火运，下太阳水，其化上苦温，中咸温，下甘热，药食宜也。甲申、甲寅岁，上少阳相火，中太宫土运，下厥阴木，其化上咸寒，中咸和，下辛凉，药食宜也。乙酉、乙卯岁，上阳明金，中少商金运，下少阴火，其化上苦小温，中苦和，下咸寒，药食宜也。丙戌、丙辰岁，上太阳水，中太羽水运，下太阴土，其化上苦热，中咸温，下甘热，药食宜也。丁亥、丁巳岁，上厥阴木，中少角木运，下少阳相火，其化上辛凉，中辛和，下咸寒，药食宜也。戊子、戊午岁，上少阴火，中太徵火运，下阳明金，其化上咸寒，中甘寒，下酸温，药食宜也。己丑、己未岁，上太阴土，中少宫土运，下太阳水，其化上苦热，中甘和，下甘热，药食宜也。庚寅、庚申岁，上少阳相火，中太商金运，下厥阴木，其化上咸寒，中辛温，下辛凉，药食宜也。辛卯、辛酉岁，上阳明金，中少羽水运，下少阴火，其化上苦小温，中苦和，下咸寒，药食宜也。壬辰、壬戌岁，上太阳水，中太角木运，下太阴土，其化上苦温，中酸和，下甘温，药食宜也。癸巳、癸亥岁，上厥阴木，中少徵火运，下少阳相火，其化上辛凉，中咸和，下咸寒，药食宜也。"总结见表5-8。

表5-8　六十甲子岁气性味表

年岁	司天（上）	上之性味	岁运（中）	中之性味	泉（下）	下之性味
甲子、甲午	少阴火	咸寒	太宫土运	苦热	阳明金	酸热
乙丑、乙未	太阴土	苦热	少商金运	酸和	太阳水	甘热
丙寅、丙申	少阳相火	咸寒	太羽水运	咸温	厥阴木	辛温

续表

年岁	司天（上）	上之性味	岁运（中）	中之性味	泉（下）	下之性味
丁卯、丁酉	阳明金	苦小温	少角木运	辛和	少阴火	咸寒
戊辰、戊戌	太阳水	苦温	太徵火运	甘和	太阴土	甘温
己巳、己亥	厥阴木	辛凉	少宫土运	甘和	少阳相火	咸寒
庚午、庚子	少阴火	咸寒	太商金运	辛温	阳明金	酸温
辛未、辛丑	太阴土	苦热	少羽水运	苦和	太阳水	苦热
壬申、壬寅	少阳相火	咸寒	太角木运	酸和	厥阴木	辛凉
癸酉、癸卯	阳明金	苦小温	少徵火运	咸温	少阴火	咸寒
甲戌、甲辰	太阳水	苦热	太宫土运	苦温	太阴土	苦温
乙亥、乙巳	厥阴木	辛凉	少商金运	酸和	少阳相火	咸寒
丙子、丙午	少阴火	咸寒	太羽水运	咸热	阳明金	酸温
丁丑、丁未	太阴土	苦温	少角木运	辛温	太阳水	甘热
戊寅、戊申	少阳相火	咸寒	太徵火运	甘和	厥阴木	辛凉
己卯、己酉	阳明金	苦小温	少宫土运	甘和	少阴火	咸寒
庚辰、庚戌	太阳水	苦热	太商金运	辛温	太阴土	甘热
辛巳、辛亥	厥阴木	辛凉	少羽水运	苦和	少阳相火	咸寒
壬午、壬子	少阴火	咸寒	太角木运	酸凉	阳明金	酸温
癸未、癸丑	太阴土	苦温	少徵火运	咸温	太阳水	甘热
甲申、甲寅	少阳相火	咸寒	太宫土运	咸和	厥阴木	辛凉
乙酉、乙卯	阳明金	苦小温	少商金运	苦和	少阴火	咸寒
丙戌、丙辰	太阳水	苦热	太羽水运	咸温	太阴土	甘热
丁亥、丁巳	厥阴木	辛凉	少角木运	辛和	少阳相火	咸寒
戊子、戊午	少阴火	咸寒	太徵火运	甘寒	阳明金	酸温
己丑、己未	太阴土	苦热	少宫土运	甘和	太阳水	甘热
庚寅、庚申	少阳相火	咸寒	太商金运	辛温	厥阴木	辛凉
辛卯、辛酉	阳明金	苦小温	少羽水运	苦和	少阴火	咸寒
壬辰、壬戌	太阳水	苦温	太角木运	酸和	太阴土	甘温
癸巳、癸亥	厥阴木	辛凉	少徵火运	咸和	少阳相火	咸寒

　　从中可以分析出以下组方原则。一岁运太过则相应之脏易实，岁运不及则相应之脏易虚，采用相应的性味进行补泻。二司天和在泉之气相应之脏易实，采用相应的性味进行补泻。《素问·五运行大论篇》中说："气有余，则制己所胜而侮所不胜；其不及，则己所不胜侮而乘之，己所胜轻而侮之。"其相应的脏腑之

气也会出现偏盛偏衰的情况，也可以采用相应的性味进行补泻。当采用脏腑辨证识得脏腑虚实之后，也可根据相应的性味进行补泻，这样就扩大了运气组方的运用范围，就能够更好地适用于临床。

　　在使用五运六气理论治疗疾病时，刘完素曾言"五运六气有所更"，张元素亦说"运气不齐、古今异轨"，我们不能机械地执古方以治今病，如《伤寒总病论·时行寒疫治法》中所载圣散子方，名噪一时，但到后世却因运气更迭、疫情多变，药多不效而弃用。因此不论经方、时方，若能灵活运用运气原理、契合运气病机，即可取效，亦如张戴人所言："病如不是当年气，看与何年气相同，只向某年求活法，方知都在至真中。"

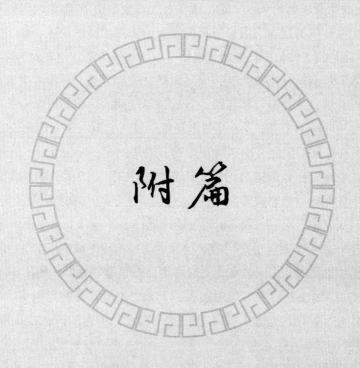

附篇

天人医学——《黄帝内经》继承与创新的新视角

一、《黄帝内经》中的"天人医学"理论构架

（一）人的生命来源于"天"

"人的生命从何而来？"这是医学首先需要解决的问题。西医学认为人的生命源自父母精卵的融合。在《黄帝内经》中也有相同的论述，如《灵枢·天年》中说："黄帝问于岐伯曰：愿闻人之始生，何气筑为基，何立而为楯，何失而死，何得而生？岐伯曰：以母为基，以父为楯；失神者死，得神者生也。"人之生命源自父母合精，这是显而易见的，但却是不全面的。作为医学专著《黄帝内经》则从更大维度给出了答案。在运气七篇第一篇《素问·天元纪大论篇》中就明确指出了生命的来源问题，即"太虚寥廓，肇基化元，万物资始，五运终天，布气真灵，揔统坤元，九星悬朗，七曜周旋，曰阴曰阳，曰柔曰刚，幽显既位，寒暑弛张，生生化化，品物咸章"。这里就指出了万物均来源于宇宙，天体七曜（日、月、木、火、土、金、水）的周而复始运动产生了地球上的生命，地球生命的生化及呈现形式主要决定于七曜的周期性运动对地球气候的影响。《素问·天元纪大论篇》中也同时指出天道变化是地球生命必须遵守的自然规律。故《素问·天元纪大论篇》中说："夫五运阴阳者，天地之道也，万物之纲纪，变化之父母，生杀之本始，神明之府也，可不通乎！"即人是天地的产物，正所谓"天地合气，命之曰人"。

由此可见，人的生命除了与"父母"合精有关，还与"天地"合气密不可分。而天与地相比，"天"是根本。这里的"天"正是"天人医学"的"天"，即指与地球生命密切相关的天体运行——"七曜周旋"。现代宇宙生物学和航天医学的研究也表明，天体的万有引力、宇宙射线（电磁波）、高能粒子流等会严重影响人体的生命过程，太阳和行星都不同程度通过万有引力、电磁场、高能粒子流等形式对地球的气候和人体生命过程产生影响（影响大小与距离平方成反比），且作用形式都有方向性。中国古人在《黄帝内经》时代就认识到天体运行对生命产生的重要意义，并且将天体运行规律与人体生命现象有机结合，形成"天人相应"的学术体系，这充分显示了中医学对人体生命规律把握中的高屋建

瓴与非凡智慧。

（二）人的生命活动与"天"密不可分

对于人体生命活动的认识，西医学主要集中体现在它的生理学中。第九版《生理学》中指出："生理学是一门研究机体生命活动各种现象及其功能活动规律的科学。"又说："生命活动是机体各个细胞乃至生物分子、器官、系统所有技能活动相互作用、统一整合的总和。"可见，西医学对于生命活动的认识还是局限于生物体自身。与之相比，中医学是从"天人相应"的角度认识生命活动。正如前述，中国的古人早已认识到地球生命产生的根源在于天体的运行，而且"天地合气，命之曰人"，因此人的生命活动不可能脱离开"天"而独立运行。从这个角度看，西医学仅从人体自身出发考虑生命活动问题就如同经典物理学，是一个在"理想状态下"的简单分析。《素问》第一篇《上古天真论篇》中就提出人要健康长寿，就应该如"贤人"一样"法则天地，象似日月，辨列星辰，逆从阴阳，分别四时"，这是因为"阴阳四时者，万物之终始，死生之本也"（《四气调神大论篇》）。第三篇《生气通天论篇》开篇即云："黄帝曰：夫自古通天者，生之本，本于阴阳。天地之间，六合之内，其气九州九窍、五脏、十二节，皆通乎天气。"第四篇《金匮真言论篇》中提出："五脏应四时，各有收受。"第五篇《阴阳应象大论篇》中指出："天有四时五行，以生长收藏，以生寒暑燥湿风。人有五脏，化五气，以生喜怒悲忧恐。"第九篇《六节藏象论篇》中云："天食人以五气，地食人以五味。五气入鼻，藏于心肺，上使五色修明，音声能彰。五味入口，藏于肠胃，味有所藏，以养五气，气和而生，津液相成，神乃自生……心者，生之本，神之变也，其华在面，其充在血脉，为阳中之太阳，通于夏气……"由此可见，人的生命活动，无论是从整体生命的寿夭，还是局部五脏的功能，是形体官窍还是情志神色都与"天"是密切相连的。这里的"天"除了指天体的运行，还指天体运行影响之下地球的气候变化。经文中反复提及的"阴阳四时"正是代表了太阳直射点在地球南北回归线的往复运动所造成的季节气候变化。

除了太阳，月亮和五星对人体的生理功能同样存在着潜移默化的影响。如《素问·八正神明论篇》中就有："岐伯曰：凡刺之法，必候日月星辰，四时八正之气，气定乃刺之。是故天温日明，则人血淖液而卫气浮，故血易泻，气易行；天寒日阴，则人血凝泣而卫气沉。月始生，则血气始精，卫气始行；月郭满，则血气实，肌肉坚；月郭空，则肌肉减，经络虚，卫气去，形独居。"综上可见，人体的生命活动并不是简单的线性运转，人体是受天体运行影响周期性波动的人体，这正是《黄帝内经》"天人医学"所展现的人体生理学，这比西医学前沿的时间生物学在认识人体方面还要更胜一筹。

（三）人的疾病产生与"天"紧密相连

疾病的产生从表面看是人体生理功能的紊乱和失常所呈现的异常表现，西医学也逐渐认识到疾病的产生不仅与人体自身结构及功能失常有关，还与病原体、人的生活习惯、生存环境、社会环境等外在因素以及心理状态有关。然而，这些仍然不是疾病产生的全部原因。《素问·四气调神大论篇》中则明确指出："故阴阳四时者，万物之终始也，死生之本也，逆之则灾害生，从之则苛疾不起。"这里指出了疾病的产生与违背阴阳四时的规律、违背天道规律有关。《素问·阴阳应象大论篇》曰："冬伤于寒，春必温病；春伤于风，夏生飧泄；夏伤于暑，秋必痎疟；秋伤于湿，冬生咳嗽。"

另外，疾病的产生还与"天人相应"和"天人感应"有关。这两个方面正是中医五运六气理论所重点阐释的内容。在"天人相应"方面，由于天道七曜的运行，就使得五运有太过、不及和平气的不同，六气有司天、在泉之气主政。这些均会造成不同的气候特点，进而影响生物，出现盛衰旺消的变化，如果影响了人体脏腑，就会产生不同的疾病。相关内容在《素问·气交变大论篇》《素问·五常政大论篇》《素问·六元正纪大论篇》中都进行了详细的阐述。在"天人感应"方面，《素问·八正神明论篇》中说："以身之虚，而逢天之虚，两虚相感，其气至骨，入则伤五脏，工候救之，弗能伤也，故曰天忌不可不知也。"这里就提出了人身之虚（包括先天禀赋和后天阴阳失调）与"天之虚"（天体格局变化所致气候的异常）"两虚相感"（人与邪的属性相同，同气相感）导致疾病的论点。《素问·刺法论篇》中更是提出了"感而三虚"的论述，书中曰："人病心虚，又遇君相二火司天失守，感而三虚，遇火不及，黑尸鬼犯之，令人暴亡。"这里就指出了"人虚"即心虚；"天虚"即君相二火司天失守且火运不及；"虚邪"即黑尸鬼，是五行属水的邪气，因为水克火，致使心火更虚。这样"天人感应"虚者更虚，故导致暴亡。

由此可见，《黄帝内经》的"天人医学"对疾病的认识是从天人一体的角度来考虑，体现了"天人合一"的思想，这比单独考虑人自身的疾病观要更趋于完善和全面。

（四）人的疾病预防与治疗需顺"天"而为

《黄帝内经》的"天人医学"因为是建立在天道规律（即天体的运行规律）的基础之上的医学体系，因此非常强调预防疾病。《素问·四气调神大论篇》中就曰："是故圣人不治已病治未病，不治已乱治未乱，此之谓也。夫病已成而后药之，乱已成而后治之，譬犹渴而穿井，斗而铸锥，不亦晚乎。"然而中医未病先防的根基在于对天体运行规律的把握。因为"天"是生命的根源，是生命活动的动力，是疾病的源头。而天体的运行是有周期性规律的，因此掌握了"天"的规律就可以提前预测、预警，就可以做到预防疾病。正如《素问·五运行大论篇》中所云："夫变化之用，天垂象，地成形，七曜纬虚，五行丽地。地者，所以载生成之形类也。虚者，所以列应天之精气也。形精之动，犹根本之与枝叶也，仰观其象，虽远可知也。"这就指出了人与天的关系，就如同根与枝叶的关系。这说明读懂天象是了解人体生命现象的重要途径。

在治疗方面，《黄帝内经》中主张："故治病者，必明天道地理，阴阳更胜，气之先后，人之寿夭，生化之期，乃可以知人之形气矣。"《素问·五常政大论篇》中说遣方用药要："必先岁气，无伐天和，无盛盛，无虚虚，而遗人夭殃；无致邪，无失正，绝人长命。"《素问·八正神明论篇》中说在针刺治疗上应："凡刺之法，必候日月星辰四时八正之气，气定乃刺之。"由此可见，治疗疾病除了针对疾病本身外，还可以考虑天道规律，这是中医临床疗效提高的保障，正如《素问·阴阳应象大论篇》中说："故治不法天之纪，不用地之理，则灾害至矣。"

综上可见，《黄帝内经》就是一部将人体生命置于"天地之间"，从天道规律把握生命规律的医学著作，其医学核心就是"天人医学"。

提出和明确"天人医学"的概念不但有助于以清晰的思路继承《黄帝内经》的学术精髓，更有助于中医学与现代科技接轨。

二、"天人医学"创新发展《黄帝内经》的科学基础

作为医学体系，"天人医学"具有明确的科学属性。"天人医学"是在整体观念的指导之下，将人体置于天体运行及其影响之下的气候、气象和物理因素（如电磁场等）之中，研究人体的生理、病理及其预防、治疗疾病的医学科学。因此，"天人医学"不仅具有生物学基础，还具有天文学和物理学的科学基础。

（一）"天人医学"的天文学基础

"天人医学"的"天"指的是天体运行，故天体运行的客观规律就是"天人医学"这个医学体系的科学前提。前提是关键，前提错了，则整个判断就跟着错了。中医理论是建立在阴阳、五行理论框架之下的，而阴阳五行一直被认为是中医学的哲学基础。如果前提是哲学，那么中医学是哲学的结论自然就应运而生。但是，哲学是无法诊病治病的，这就出现了前提与结论相互矛盾。这个问题一直困扰着中医，同时也是制约中医创新和发展的关键点。正如前文所述，《黄帝内经》在认识人体生命本源时，明确指出了生命来源于"天"，这个"天"不是抽象的"天"，而是有实体所指的"天"，即客观的天体运行（即七曜周旋）。

五运六气理论是《黄帝内经》中"天人医学"的集中体现。运气七篇的前三篇《天元纪大论篇》《五运行大论篇》和《六微旨大论篇》在论及五运六气的重要问题时，都是从天道规律的角度出发来阐释的。如《天元纪大论篇》在论及五运时就先援引《太始天元册》中的论述"太虚寥廓，肇基化元，万物资始，五运终天，布气真灵，揔统坤元，九星悬朗，七曜周旋，曰阴曰阳，曰柔曰刚，幽显既位，寒暑弛张，生生化化，品物咸章"。《五运行大论篇》在论及阴阳时也是援引《太始天元册》中的论述"丹天之气经于牛女戊分，黅天之气经于心尾己分，苍天之气经于危室柳鬼，素天之气经于亢氐昴毕，玄天之气，经于张翼娄胃。所谓戊己分者，奎壁角轸，乃天地之门户也。夫候之所始，道之所生，不可不通也"。《六微旨大论篇》在论及三阴三阳标本中气时亦是从天道角度论及："因天之序，盛衰之时，移光定位，正立而待之。此之谓也。"由此可见，中医理论至少从《黄帝内经》中的论述看，中医的许多重要概念如阴阳、五行、天干、地支、五运、六气都是从观察与地球生命紧密相关的天体运行规律而来的。至于阴阳五行此后发展为哲学思想，这也与其本身反映天体运行的客观规律是分不开的。因此，中医学是建立在天文学前提下的，它是以客观存在的天体运行规律为指导的自然科学。中医学作为医学是自然科学本质，而不是哲学本质。这正是本文明确提出中医学的精髓是"天人医学"的重要原因。

关于中医的天文学背景研究，靳九成先生发表的一系列文章中就已经将中医学的阴阳、五行、天干、地支、五运六气与七曜（太阳、月亮、水星、金星、火星、木星和土星）间的关联进行了研究和破解，这为今后中医学研究"天人医学"从天体运行的客观规律探讨生命规律提供了基础。另外，现代天文学对太阳系天体运行规律研究的大量成果，也将成为"天人医学"创新和发展《黄帝内经》的科学基础。

（二）"天人医学"的生物学基础

"天人医学"作为医学，其本质还是要探讨人体生命的客观规律，在探讨这个规律时不是孤立的围绕"人"本身，而是将生命置身于天体运行规律之下进行探讨。正因为天体具有周期性运动变化的规律特点，因此人体的生物学变化不应该只是线性地去观察，而应该是"应天""应时"地去观察人体的动态周期性变化规律。在这样思想的指导下，现代生命科学的研究成果都可以为"天人医学"的创新和发展所用，只要把它们与天体运行的周期性规律联系起来，就可以形成"天人医学"的特色生物学基础。郭霞珍教授和笔者所在团队研究出了大量"天人相应"生物学基础的成果，在此已经看到了这一研究路径的可行性。

（三）"天人医学"的物理学基础

天体的运动会产生万有引力、宇宙射线（电磁波）、高能粒子流等，它们会影响地球的气候气象、大气环流、潮汐运动以及大气电磁场。研究表明，这些因素均会对人体的生命健康产生影响。这里又以气候气象的变化对人体的影响最大，最受研究者重视。《黄帝内经》的五运六气理论中就呈现了在天体运行六十年甲子周期下，不同干支年的气候特点以及人体产生的相应生理、病理反应都有不同。如《六元正纪大论篇》中说："辰戌之纪……凡此太阳司天之政，气化运行先天，天气肃，地气静，寒临太虚，阳气不令，水土合德，上应辰星镇星。其谷玄黅，其政肃，其令徐，寒政大举，泽无阳焰，则火发待时。少阳中治，时雨乃涯，止极雨散，还于太阴，云朝北极，湿化乃布，泽流万物。寒敷于上，雷动于下，寒湿之气，持于气交，民病寒湿，发肌肉萎，足痿不收，濡泻血溢。"由此就可以看出，人体的疾病与天体的格局、气候的变化存在着密切的联系。因此，探讨天体运动所造成的物理因素变化（气候气象、大气环流、潮汐运动以及大气电磁场等）与疾病发病的关系，亦是"天人医学"的研究方向，是"天人医学"自然科学基础的重要组成部分。

总之，"天人医学"所具备的天文学、生物学、物理学的这些科学基础，使其脱离了中医学是哲学说法的束缚，使其回归医学科学的本源，这赋予了其创新的动力，使其不仅拥有浩瀚的中医历史文献基础，还拥有了现代科技多学科知识的滋养，真正具备了与现代科学全面接轨的能力，这将使"天人医学"成为真正的以中医为体、西方科技为用的未来医学。

两院院士钱学森先生曾经说过："医学的前途是中医现代化，而不在什么其他途径。人体科学的方向是中医，不是西医，西医也要走到中医的道路上来。"而且钱学森先生还说过："中医这个宝库似只有用现代科学技术打开后，才能放出前所未有的光明，而这项工作又必须建立在对中医理论的正确理解之上。""天人医学"正是建立在中医理论精髓思想"天人合一""天人相应""天人感应"基础之上的，而且"天人医学"使"天"脱离了唯象和抽象的哲学含义，明确认定为客观天体的运行。这使得"天人医学"成为探讨天地人一体的大科学生命体系。"天"包括了天文学、物理学；"地"包括了天体运行影响之下地球的气象学、大气电磁场、地理学等；"人"包括了西医学、生物学、化学、药学等。"天人医学"通过对天体运行格局规律的认识，以及对天体运行产生气候气象规律的把握，从而达到对疾病和疫病的长周期预测，进而实现"上工治未病"。同时通过对局部人体生理、病理、生物学的变化与外界天地物理因素联系规律的把握，达到精准医疗，治病求本的目的。"天人医学"扩大了人们对于生命的认识，不仅不局限于人体本身，还拓展到能够影响生命运行的全方位因素。这将有效地克服西医学精于局部，短于整合的不足，同时也克服了传统中医学长于宏观，短于微观的欠缺。因此"天人医学"是在继承《黄帝内经》核心精髓的基础上，将中医与西医结合、中医与现代科学相结合的真正未来医学。"天人医学"的提出将开启东西方文明融合的未来医学的大门。

［刘晓燕.《陕西中医》，2021，42（06）：683-686］

《黄帝内经》历法体系探析

一、历法的含义

历法，是为了社会生产实践而制定规律的计时系统。它可以通过时间（数）来对应天象等自然规律，判断气候的正常、异常变化，预测天气对物候的影响。因其可反映天象规律，故精通历法可以更好地趋利避害。《黄帝内经》中涉及五运六气理论的篇章有七篇，包括《素问·六节藏象论篇》等均涉及天文历法的篇章。可见，理解历法对理解《黄帝内经》的"天人一体观"具有重要的意义。

二、中国的历法体系

历法的名称随着朝代的更迭，也在不断地变换，迄今为止共有百余种。虽然历法名称多样，但其核心历法主要有太阳历、太阴历和阴阳合历。

（一）太阳历

太阳历是以太阳回归年为标准，一岁365.25日，即地球绕太阳公转一周的运动周期，描述的是太阳和地球之间的联系。我国对于1个回归年内的季节月份的划分方法大致可分为4种。

1.山头历法

山头历起源于《山海经》中的《大荒东经》与《大荒西经》，它分别记载了7座日月所出与日月所入之山，如《大荒东经》中说："大荒东南隅有，名皮母地丘。东海之外，大荒之中，有山名大言，日月所出；大荒之中，有山名曰合虚，日月所出；大荒中，有山名曰明星，日月所出；大荒之中，有山名曰鞠陵于天、东极离瞀，日月所出；大荒之中，有山名曰孽摇頵羝，上有扶木，柱三百里，其叶如芥，有谷曰温源谷。汤谷上有扶木，一日方至，一日方出，皆载于乌；大荒之中，有山名曰猗天苏门，日月所生；东荒之中，有山名曰壑明俊疾，日月所出。"有学者认为扶木在古代神话中为日出之地，故可以作为七座山之一。《大荒西经》中说："西海之外，大荒之中，有方山者，上有青树，名曰柜格之松，日月所出入也；大荒之中，有山名曰丰沮玉门，日月所入；大荒之中，有龙山，日月所入；大荒之中，有山名曰日月山，天枢也，吴天门，日月所入；大荒之中，有山名曰鏊鏊钜，日月所入者；大荒之中，有山名曰常阳之山，日月所入；大荒之中，有山名曰大荒之山，日月所入。"因为这里提及的是西海，因此"方山"应在西方，故"出"为衍文。根据《大荒东经》记载，日出七座山的顺序是从东南到东北，它代表的路线是太阳从南回归线到北回归线，因此，日出的南北两个山头代表太阳在南回归线和北回归线，对应后世的冬至与夏至两个节气。可见，从先秦时期，人们就已经发现了太阳的运行规律，并根据不同山头的日出来判定当下的寒热温凉。

2.八节法

八节法又名北斗历法，这种方法是根据北斗七星斗柄所指的位置将一个太阳回归年划分为8份。在北斗七星的周年视运动过程中，每个季节指向的位置不同，所指的8个位置分别是北、东北、东、东南、南、西南、西、西北，斗柄指向上述8个位置时代表8个节气，分别是冬至、立春、春分、立夏、夏至、立秋、秋分、立冬。

3.十月太阳历

在彝族某地区仍然保留着十月太阳历，不使用干支来纪年、月、日、时，而是以十二属相来纪日，十二属相轮回3次为一个月，每个月36日，每年共计循环30次，即10个月，剩余的5日作为过年日。

4.干支历

干支历又名六十甲子历，是十天干与十二地支搭配60种不同组合用以纪年、纪月、纪日和纪时的历法。有学者通过考证现存的相关文献、出土文物等资料，认为干支纪年最早可追溯至公元前84年的西周时期。此外，在《甲骨文合集》内收录有一块武丁时期（商）的牛胛骨，上面刻有完整的六十天干地支表，用于纪日。干支历以二十四节气的"立春"作为岁首，60个基本单位循环往复。一年纪一个干支，60年一循环。一月纪一个干支，月与月之间干支的转换以二十四节气中的"节"作为分界点，则5年一个循环。同样，一日纪一个干支，一时纪一个干支。干支历以二十四节气的立春为岁首，且月初以二十四节气的"节"作为起点，未涉及月相周期，故干支历本质上属于太阳历，一年时长为太阳回归年。

（二）太阴历

太阴历是以朔望月为标准，平均每月29.5日，一岁354日，即月球绕地球一周的月相周期变化，描述的是月球和地球的关系。由于日历需要取整数，所以太阴历分大、小月，小月29日，大月30日，单数月份为大月，偶数月份为小月。

（三）阴阳合历

阴阳合历是太阳历与太阴历相结合的历法。太阳运行产生四季的寒热温凉，月亮的运行影响着大海的潮涨潮落。因此，太阳和月亮的运行对地球的生化皆有一定程度的影响，故中国古人使用阴阳合历指导人们的生活作息。但是太阳回归年周期与月亮朔望月周期每年运行周期约差11日（10.8753日），3年约差33日，所以为了能够使这两个周期更好地匹配，便产生了"置闰"法，将差出的33日作为"闰月"添加在太阴历中，由于太阳与月亮实际运行周期并非整数，与365、354等有余数的区别，所以古人通过严密的推算，得出了"十九年七闰"法。另外，阴阳合历的大小月的依据是朔望月，即大月30日，小月29日，但排列规律与太阴历不同，并非根据一大一小的规律排列，而是以精确的朔望月月周期（29.5366日）为依据，经过推算得出，以确保每月初一为朔日，那么在排列过程中，就会出现连续的大月或者小月。

《素问·五运行大论篇》中说："天垂象，地成形。"天体的运行变化，在地球呈现出阴阳的消长变化，如春夏秋冬、昼夜循环、寒热温凉等，这些直观的现象直接影响人体的生理、病理，是《黄帝内经》论述《四气调神大论篇》《生气通天论篇》《阴阳应象大论篇》等七篇大论的重要理论依据。同样，历法是以时间的形式对这些自然规律进行总结，《黄帝内经》成书时，太阳历、太阴历、阴阳合历已经出现，书中诸篇便借助历法知识来阐述其"天人一体观"，告诫世人要"法于阴阳，和于术数"，才可以"与万物沉浮于生长之门"，故历法对《黄帝内经》理论体系构建具有重要意义。

三、《黄帝内经》历法体系

（一）《黄帝内经》的成书年代与历法

《黄帝内经》非一时一人所著，考证它的成书年代，有助于了解当时存在的历法种类，从而进一步研究《黄帝内经》采用了何种历法。

钱超尘考证《黄帝内经》始于先秦而成书于汉代，《灵枢》成书年代早于《素问》，而王冰补入的运气七篇大论成书于东汉后期。田合禄应用文献研究法，证明《黄帝内经》的成书年代可以追溯到尧帝时期。根据《黄帝内经》的成书年代，可推断其应用的历法是东汉时期之前的历法，马明芳提出秦汉时期采用的历法均以"殷历"为基础，秦汉之间各代历法只是名称的不同，本质皆为"四分历"，即"阴阳合历"。在东汉之前，太阳历、太阴历（朔望月）、阴阳合历皆已出现并应用，所以《黄帝内经》具体采用哪一种历法还需要进一步根据原文论证。

（二）《黄帝内经》中与历法有关的论述

1. 太阳历

《黄帝内经》中有许多原文体现了其对太阳历的应用，如《素问·六节藏象论篇》中说："故大小月三百六十五日而成岁，积气余而盈闰矣。"《素问·六微旨大论篇》中说："帝曰：何谓初中？岐伯曰：初凡三十度而有奇，中气同法。"张介宾注："度即日也。三十度即三十日，一步之数，凡六十日八十七刻半，而两分之，则前半步始于初，是为初气，凡三十度而有奇。奇，谓四十三刻又四分刻之三也。后半步始于中，是为中气，其数如初，故曰同法。初中者，所以分阴阳也。凡一气之度必有前后，有前后则前阳而后阴。"一步气六十日八十七刻半，六步气即三百六十五日二十五刻，这与现代天文学计算的太阳回归年周期是相吻合的。另外三百六十五在《六节藏象论篇》《针解》《气穴论》《气府论》《调经论》与《征四失论》等篇章均有出现，将"天岁"三百六十五类比人体的穴位、九窍、经络等，反映了"天人相应"的特点。王冰补入的运气七篇，即五运六气理论，采用的是干支历（太阳历）。例如《素问·天元纪大论篇》中说："甲己之岁，土运统之，乙庚之岁，金运统之。"《素问·六微旨大论篇》中说："木运临卯，火运临午，土运临四季，金运临酉，水运临子。"又说："天气始于甲，地气始于子，子甲相合，命曰岁立"等等，处处体现着干支历（太阳历）的应用。所以《黄帝内经》中广泛应用的是太阳历法。

2. 太阴历

《黄帝内经》中有对朔望月周期的描述，但是并没有明确提出太阴历具体的历法规则，如《素问·阴阳类论篇》中说："三阴为表，二阴为里，一阴至绝作朔晦，却具合以正其理。"《素问·六元正纪大论篇》中说："夫六气者，行有次，止有位，故常以正月朔日平旦视之。"《灵枢·岁露论》中说："正月朔日，太一居天留之宫。"

而且，《黄帝内经》中对于月球的描述，倾向于月相周期对人体的影响方面，并非计时方面。如《素问·移精变气论篇》中说："色以应日,脉以应月。"《素问·八正神明论篇》中说"凡刺之法,必候日月星辰""月始生则血气始精,卫气始行;月郭满则血气实……月郭空而治,是谓乱经""先知日之寒温,月之虚盛,以候气之浮沉"。多篇章节涉及月相周期变化对人体气血的影响。另外,研究表明,月球对地球的平均引潮力高于太阳,西医学也进一步证实了人的性腺系统、垂体、下丘脑和松果体等整体性生理活动与朔望月周期有关。《黄帝内经》中有太阴历的影子,但是没有明确交代其历法规则,而是更倾向于阐述月相周期的作用、影响。

3.阴阳合历

《黄帝内经》中亦有对阴阳合历的论述,如《灵枢·岁露论》中说:"正月朔日,太一居天留之宫,其日西北风,不雨,人多死……所谓候岁之风。"正月朔日即正月初一,在这一天观测气候的至与未至,将正月初一(太阴历)与气候(太阳历)相联系,属于阴阳合历的特点。然而尽管当时的国家历法是阴阳合历,《黄帝内经》中也表明一岁为三百六十五日,但并无原文内容明确提及正月朔日为岁首。笔者认为太阳历和太阴历分别代表太阳和月亮这两个对人类关系最密切的天体,通过气候和引潮力的变化影响着人体气血的充盛和运行,书中已经明确了它们之间的关系。阴阳合历只是为了让阴历与阳历可以长期共同配合使用,成为规律的计时系统,即便在《黄帝内经》中有论及阴阳合历,它们之间作用人体的媒介依旧是气候和引潮力,所以《黄帝内经》作为一部医学著作,重心在"天人观"的理念中,并非整齐的时间序列。在《黄帝内经》的其他篇章也未再有补充说明,故笔者认为《黄帝内经》中虽有阴阳合历,但并未被广泛采用。

值得提出的是,近代靳九成提出在干支历(太阳历)指导下的五运六气理论,其天文学背景是日、月、水、金、火、木、土七曜,七曜的运行周期互相配合产生了六十甲子及天干地支的阴阳、五行,即六十甲子包含的10年周期对应的是水星,12年周期对应的是木星,地支分阴阳的两年周期,对应的是火星,五运的5年周期,对应的是金星,六气的三阴三阳,对应木星类日视运动和火星阴阳。由上可知,干支纪年的五运学说背景清晰,但是六气只分了三阴三阳,一气为2个月,并没有采用干支纪月,《黄帝内经》中亦无对六气干支纪月的记载,所以五运六气理论的历法系统只是停留于年层面的,尚不是一个完整的历法体系,还需在干支纪月、纪日方面加以完善和补充。

四、总结

综上，笔者认为《黄帝内经》所涉及的历法体系包含太阳历（包含干支历）、太阴历和阴阳合历，但其中被广泛应用的是太阳历。

《黄帝内经》是我国现存最早的医学著作，其成书建立在古人对天象、生命现象的长期观察中。在《蒙泉子》中说："太初者，理之始也；太虚者，气之始也；太素者，象之始也；太乙者，数之始也；太极者，兼理、气、象、数之始也。"通过"数"记录天象的规律，指导人类的生活作息，预测气候的风云变幻和人类的生老病死。因此，若要深刻理解《黄帝内经》蕴含的道理，尤其是五运六气理论知识，就需要有天文历法（数）的基础支撑，因此对《黄帝内经》历法体系深入的研究将是未来中医基础理论研究的重要方向。

［邰雪莉，刘晓燕，裴枫，等.《中华中医药杂志》，2023，38（1）：304-307］

再论《黄帝内经》五运六气历法

一、对运气历法归类的商榷

关于中医运气学的历法，学界有学者认为是太阳历，有学者认为是阴阳合历，也有学者认为是太阳历和阴阳合历相统一的结果。因此，若要论清运气历法，首先应对中国古代历法种类进行清楚的界定，理清历法背后的天文学背景以及其采用的年长，从而避免混淆历法种类概念。

历法依据其天文学背景，共分为三种。一是太阳历，以太阳运行黄道一年的周期为准，年长为太阳回归年，一年=365.2422日。太阳历每四年就会闰一日，闰年366日。我国自1912年1月1日施行的"阳历"就属于太阳历，只参考地球绕太阳运动的周期，纪时具有较高的准确性。二是太阴历，以月亮盈亏圆缺状态为周期，一年有12个朔望月，大月30日，小月29日，一年=354/355日。需要指出的是太阴历并不是"阴历"，现在的"阴历""农历"指的都是阴阳合历。三是阴阳合历，兼顾太阳绕地球和月亮绕地球两个运行周期，平年有12个月，年长=354/355日，闰年有13个月，年长=383/384日。为协调日月两周期，阴阳合历会产生了一闰月。我国自三千年前的殷商开始，除太平天国时期使用的天历是太阳历外，其余均是阴阳合历。

简而言之，年长为太阳回归年，每四年闰一日，天文背景只关注太阳运行的是太阳历法。年有平年和闰年之分，年长或354或384日，其天文学背景既关注太阳也注重月亮运行周期的是阴阳合历。太阳历和阴阳合历都认识到太阳回归年年长，但只有太阳历法的年长是太阳回归年。因此，有学者因忽视干支历法的年长是太阳回归年年长，可能会混淆太阳历和阴阳合历。

二、对东汉四分历与干支太阳历的商榷

读相关文章时不难发现，学者对运气历法的探讨多以东汉四分历和干支历法为主，但探讨时容易将两部历法合成一部。

（一）干支历法

据《历法通志·历法总目》记载，从黄帝历到太平天国的天历，共有102部

历法，但干支历法不在其中。现代历法学家张培瑜提出，干支历法与中国古代历法相互配合，但又各成系统。干支历法是太阳历，其创制时间久远。《山海经·大荒南经》中云："羲和者，帝俊之妻，生十日。"远古人们基于对太阳的崇拜而创立的原始历法就是太阳历。自三千年前的殷商时期，干支历法就已经使用干支纪日。在西汉末年虽然没有干支之名，但已经使用干支纪年。唐代以后，五代历书以干支注月建。宋以后，干支配合纪时。干支历法的年是太阳回归年，一年的十二个月是节气月，此历法的年、月、日均由太阳视运动决定，与月亮运行无关。因此，干支历法的本质是太阳历，具有纪时的连续性和准确性。可惜的是，因为干支历法只存在历书的注记或民间，被用在象数、命理学中，其在历法上的作用没有得到研究和重视。由此分析可知，干支太阳历法创制时间久远，与古代历法配合纪时，拥有独立的历法体系。

（二）东汉四分历

东汉四分历是东汉这一个时代的历法成果，记载于晋代司马彪所著的《后汉书·律历志》中。《后汉书·律历志》中云："以章法乘周率为用法，章月乘日率，如月法，为积月月馀。以月之月乘积，为朔大小馀。乘为入月日馀。"东汉四分历一章＝19岁＝235月，一岁＝12月＝365日，纠正了西汉太初历回归年和朔望月长度偏大的问题，使其回归年长度＝365日，朔望月长度为＝29日，重新恢复到春秋战国时期的古四分历的水平。因此，东汉四分历平年年长为354/355日，闰年年长为383/384日，使用十九年置七闰的置闰方法，虽然采用干支历配合纪年，但本质是阴阳合历，而且其中的实际年长是朔望月的年长，并不是太阳回归年年长。

由此可知，首先东汉四分历是阴阳合历，干支历法是太阳历。虽然干支历配合四分历纪时，但两部历法是不同的历法体系，因此不能将其合为一部历法讨论研究。其次，五运六气理论的成文年代并不等于理论形成年代，理论的形成早于理论成文。因此，运气成书年代的历法并不能代表运气形成时采用的历法。虽然有学者从各个角度对运气七篇的成书年代进行考证，观点略有不同，但多数学者认为五运六气理论成文于西汉中后期至东汉前期，故多以东汉四分历作为运气历法进行探析。值得注意的是，五运六气理论或在远古至周代就已开始萌芽发展。由此可见，从五运六气理论形成的客观时间而言，三千年前的干支太阳历比东汉时期的四分历，更符合五运六气理论。

三、对岁气会同与日月有关的商榷

有学者提出岁气会同的划分，是依据日月在天球的相对位置相同，即以回归年和朔望月相周期进行划分的。本研究重新从《素问·六微旨大论篇》的原文出发，结合张介宾的注解，认为岁气会同的划分依据是太阳历下对太阳回归年长的水下百刻实测的记录。

《素问·六微旨大论篇》中云："甲子之岁，初之气，天数始于水下一刻，终于八十七刻半……六之气，始于三十七刻六分，终于二十五刻。乙丑岁，初之气，天数始于二十六刻……六之气，始于六十二刻六分，终于五十刻……是故寅午戌岁气会同，卯未亥岁气会同，辰申子岁气会同，巳酉丑岁气会同，终而复始。"书中详细记载甲子、乙丑、丙寅和丁卯岁六气终始的水下漏刻数，依据原文便可得到岁气会同年的六气水下百刻纪时表。见表附−1。由此测得，一气等于60日零"八十七刻半"，则一年=60日零87.5刻/气×6气=365日25刻。则岁气会同年长，是太阳历下的太阳回归年长。张介宾注曰："甲子岁初之气，始于首日寅时初初刻，终于六十日后子时初四刻，至子时之正初刻，则属春分节而交于二之气矣。凡后之申子辰年皆同。"甲子岁之后是乙丑、丙寅、丁卯三岁，到了戊辰岁，六气水下漏刻数会重新回到甲子岁六气的水下漏刻数，即甲子岁六气与戊辰岁六气的水下漏刻数相同。见表附−1。年支开始新的循环，以子、丑、寅、卯四年结束后，辰、巳、午、未继续循环一周，申、酉、戌、亥再循环一次。因为子、辰、申是每四年的起点，水下漏刻纪六气的刻度相同，故"辰申子岁气会同"。将这三个年支分为一组，其余三组年支划分原因皆相同。正如张介宾所言："此所以常如是无已，周而复始。"因此，岁气会同的划分是太阳历下对六气水下漏刻纪时相同的客观记录。

此外，除岁气会同年外，运气七篇的其他篇章中运气历法的年长同样是太阳回归年长。《素问·天元纪大论篇》中云："论言五运相袭而皆治之，终期之日，周而复始，余已知之矣，愿闻其与三阴三阳之候奈何合之？"王冰注："运，谓五行，应天之五运，各周三百六十五日而为纪者也。"这里指出五运相袭一周是365日。《素问·至真要大论篇》中云："岐伯曰：主岁者纪岁，间气者纪步也。"王冰注："岁，三百六十五日四分日之一。步，六十日余八十七刻半也。积步之日而成岁也。"指出积六气成一岁，长为365.25日。因此，运气历法是太阳历法，年长是太阳回归年长，并在此基础上划分了岁气会同年、五运和六气。

表附-1　六气的水下百刻纪时表

岁	初之气	二之气	三之气	四之气	五之气	六之气
甲子岁	始：1刻 终：87.5刻	始：87.6刻 终：75刻	始：76刻 终：62.5刻	始：62.6刻 终：50刻	始：51刻 终：37.5刻	始：37.6刻 终：25刻
乙丑岁	始：26刻 终：12.5刻	始：12.6刻 终：100刻	始：1刻 终：87.5刻	始：87.6刻 终：75刻	始：76刻 终：62.5刻	始：62.6刻 终：50刻
丙寅岁	始：51刻 终：37.5刻	始：37.6刻 终：25刻	始：26刻 终：12.5刻	始：12.6刻 终：100刻	始：1刻 终：87.5刻	始：87.6刻 终：75刻
丁卯岁	始：76刻 终：62.5刻	始：62.6刻 终：50刻	始：51刻 终：37.5刻	始：37.6刻 终：25刻	始：26刻 终：12.5刻	始：12.5刻 终：100刻
戊辰岁	始：1刻 终：87.5刻	始：87.6刻 终：75刻	始：76刻 终：62.5刻	始：62.6刻 终：50刻	始：51刻 终：37.5刻	始：37.6刻 终：25刻
……	……	……	……	……	……	……
辛未岁	始：76刻 终：62.5刻	始：62.6刻 终：50刻	始：51刻 终：37.5刻	始：37.6刻 终：25刻	始：26刻 终：12.5刻	始：12.5刻 终：100刻
壬申岁	始：1刻 终：87.5刻	始：87.6刻 终：75刻	始：76刻 终：62.5刻	始：62.6刻 终：50刻	始：51刻 终：37.5刻	始：37.6刻 终：25刻

四、运气历法不置闰的商榷

如上所言，阴阳合历是兼顾太阳和月亮两星体运行周期的历法。太阳回归年长365.2422日，12个朔望月年长354/355日，两者相差10.24～11.24日，为协调两周期的差日，就需要置一个闰月。因为历法是推算各种计时单位长度，制定时间序列法则的科学，包括对天文数字（五星运行速度、二十八宿黄道宿度、昏旦中星赤道宿度等）的计算，对年、月、日和时的时间系统的编排。因此，阴阳合历会面临如何置闰月，使日、月两个周期更精准的实际计算问题。

有学者提出，运气历法是以阴阳合历为基础的，而针对阴阳合历置闰月的实际编排问题，又以运气历法不强调置闰，回避了对置闰问题的探析。事实上，运气七篇原文中并未见干支纪月，而是在《素问·五运行大论篇》和《素问·天元纪大论篇》中记载了十二地支化三阴三阳和所主之气。因此，运气历法虽然没有月长，但依据运气七篇中记载的二十四节气，可以明确六气所主的月长。《素问·天元纪大论篇》中云："天以六为节，地以五为制。周天气者，六期为一备；终地纪者，五岁为一周……五六相合，而七百二十气为一纪，凡三十岁；千四百四十气，凡六十岁，而为一周。不及太过，斯皆见矣。"张志聪注："十五日为一气，五运六气相合而主岁，一岁凡二十四气。"同时参看原文可得出，720气÷30岁=24气/岁，同理1440气÷60岁=24气/岁，此处的"气"指节气。因此，运气历法一岁=六气=二十四节气=十二节气月，一气=四节气。现代中华人民共和国国家标准《农历的编算与颁行GB/T33661-2017》定义二十四节气是一个太阳回归年内24个太阳地心视黄经等于15°的整数倍时刻的总称，每个时刻称一个节气，明确了二十四节气的阳历属性。由此分析可知，五运六气理论的六气和二十四节气都是在太阳回归年长的基础上划分，每气主管四节气。二十四节气中一节气和一中气就组成运气历法的月长，一年12个节气月，没有闰月。综上所述，运气历法的月是太阳历下的12个节气月，5年周转一个六十甲子周期。

《素问·六微旨大论篇》中云："所谓步者，六十度而有奇，故二十四步积盈百刻而成日也。"张介宾注："二十四步，合四岁之步也。积盈百刻，合成四岁之全日。"此处"盈"，指0.25度。太阳历四年闰一日，古人一日=100刻，0.25度×4年=1度=100刻，也就是一日。由上可知，运气历法置太阳历的盈闰日。

五、结语

历法是基于对天文现象的观察，对年、月、日和时进行计算编排，形成的一种时间系统。因此，对运气历法的探析要在历法框架下进行，对历法相关名词进行界定，防止出现概念的混淆。结合运气七篇原文和注家的注解，可知五运六气理论在太阳回归年的基础上划分了五运、六气、二十四节气和岁气会同年。综上可见，《黄帝内经》中五运六气的历法是以干支表述的太阳历法。

正确的历法是严密的时间系统，能准确体现"天"和"人"的相应关系。五运六气理论阐述的正是天道七曜的运行对人体脏腑所造成的生理、病理影响规律，因此只有正确的认识五运六气理论和历法系统，才能正确阐释《黄帝内经》中五运六气理论所反映的天人相应规律。

［裴枫，刘晓燕，邰雪莉，等.《浙江中医药大学学报》，2022，46（12）：1342-1346.］

摸准纳音：下一个疠气年为乙卯年

一、纳音五行及其特性

纳音五行的天文背景是月球统领着的水星、金星、木星、土星这四曜每两年加在人体上的五行。有文献指出纳音五行每行有3对，并具有其特点。

纳音五行的生克关系虽然与常规五行的生克关系相同，但是每一行都有旺度的差别，因而行间的生克关系，特别是相克具有其特殊性。如同为火克金，纳音海中金的金在海底，沙中金的金在沙中，一般的火就不易克它，只有纳音霹雳火能打入海底、沙中和很深的地下，才能克它。纳音剑锋金旺度大，不仅不怕火克，反而喜火炼之，只有白蜡金最怕被火克。如同为金克木，纳音大林木、平地木属旺木，不易受金克，只怕剑锋金。纳音壁上土、大驿土一般木难克住，最易受大林木、平地木克之。纳音天河水在高处流，土在低处，纳音大海水势大而猛，土难以克住。纳音天上火在高处，水在低处，水克不住。纳音霹雳火是雷电火，不仅不怕水克，反在雨天更旺更厉害，可潜入海底、地下行克等。

正因为纳音五行间都有旺度的差别，且起伏大，因此在和其他干支五行交集时要注意相互力度，有的大于岁运，有的小于岁运，同一个纳音行，前后两年力度也有差别，如下所示。

（1）平地木≈大林木＞木运＞桑拓木。

（2）丙寅炉中火＞火运≈丁卯炉中火＞覆灯火。

（3）壁上土、戊申大驿土＞土运≈己酉大驿土＞城墙土。

（4）剑锋金＞金运＞白蜡金≈钗钏金≈金箔金。

（5）大溪水≈大海水≈长流水＞水运＞井泉水。

二、摸准纳音再论六曜论平气

六曜论平气，至少应综合评估岁运太过、不及与岁气司天及其正对化、岁气在泉及其正对化、纳音五行这六大因素才能涵盖六曜。若它们五行能基本相互冲抵，可保持相对平年或平气，若不能相互基本冲抵，就会产生"至而不至"或"未至而至"等异气。正如前面所述，纳音五行的每一行都具有旺度的差别，因此在六曜论平气时要特别谨慎考虑每年纳音五行的力度。有文献就因为忽视了纳音五行力度上的差别，在六曜论平气推断时误将庚午、壬申、丙戌定为异气年，癸酉、乙卯定为平气年，得出了乙丑，丁卯，癸酉，己卯，乙酉，丁亥，己丑，乙未，己酉，辛亥，乙卯，丁巳，己未共13干支年相对平气。本文在补充纳音五行的力度差别的基础上，经重新审核，认为庚午、壬申、丙戌应为平气年；癸酉、乙卯应为异气年，理由如下。

（1）庚午年，该年金运太过，受司天及二正化火克，纳音路旁土为弱土，因此总体平气，应为平气年。

（2）壬申年，该年木运太过，纳音剑锋金是强金，金克木；司天的少阳相火又可以克制二正化金，总体平气，应为平气年。

（3）丙戌年，该年司天寒水被正化土抑制，水运太过，为纳音土、在泉、正化所克，因此总体平气，应为平气年。

（4）癸酉年，该年火运不及，虽得在泉火助，但是纳音剑锋金是强金，加之司天燥金及二正化金相助，总体金强侮火，应评定为异气年。

（5）乙卯年，该年金运不及得阳明燥金司天助，看似平气，但是纳音大溪水为强水，比岁运及六气司天在泉正化对化都强，在整体格局中无法得到制约，故该年水强，不能评定为平气，应为异气年。详见表附-2，表附-3。

这样就得到乙丑，丁卯，庚午，壬申，己卯，乙酉，丙戌，丁亥，己丑，乙未，己酉，辛亥，丁巳，己未共14干支年为平气，更正列于表附-2中，其他为异气。

正因为这样的修正，使得文献中的疠气年也有了相应的调整，详见表附-2，表附-3，得到一个六十甲子年至少有丙子、癸未、癸巳、己亥、乙卯、癸亥这6个疠气年，下一个疠气年为乙卯（2035）年。

表附-2同时列出了《素问》和《类经》所论之平气年，并同六曜论所论之平气年进行了对比参考。前者把丁酉（2017）、戊戌（2018）、己亥（2019）、庚子（2020）、辛丑（2021）连续5年均论为平气年，而六曜论评判它们均为异气年。可见六曜论平气更符合实际情况。

表附-2　六曜论相对平气

干支年	岁运太少	司天+正对化	在泉+正对化	纳音行	六因素生克制化	相对平气
甲子	土运太过	君火+水⁺	燥金+水⁺	海中金	土运太过没木克制，海中金弱	x
乙丑	金运不及	湿土+土⁻	寒水+土⁻	海中金	金运不及得海中金助	√

干支年	岁运太少	司天+正对化	在泉+正对化	纳音行	六因素生克制化	相对平气
丙寅	水运太过	相火+木⁺	风木+木⁺	炉中火	水运太过，炉中火为烈火又得相火助，二者难以相抵	x
丁卯	木运不及	燥金+木⁻	君火+木⁻	炉中火	丁卯纳音火克司天金，木运不及得二对化木所助	√
戊辰	火运太过	寒水+土⁺	湿土+土⁺	大林木	司天正化土克制司天寒水，大林木为强木，克在泉土及正化土，火运太过无制	x
己巳	土运不及	风木+火⁻	相火+火⁻	大林木	大林强木无金制，土运不及，受大林强木、司天木所克更不及	x
庚午	金运太过	君火+火⁺	燥金+火⁺	路旁土	路旁土弱，金运太过，受司天君火及二正化火克	√
辛未	水运不及	湿土+土⁻	寒水+土⁻	路旁土	水运已不及，受司天二土、纳音土克更不及	x
壬申	木运太过	相火+金⁺	风木+金⁺	剑锋金	司天、在泉及其正化相抵，木运太过，受剑锋强金克制相抵	√
癸酉	火运不及	燥金+金⁻	君火+金⁻	剑锋金	火运不及虽得在泉火助，但剑锋金是强金，又得司天金和对化金助，金强侮火	x
甲戌	土运太过	寒水+土⁺	湿土+土⁺	山头火	土运已太过，又得在泉、正化土助，无木克制；正化土克司天寒水受挫，司天寒水难克山头火	x
乙亥	金运不及	风木+水⁻	相火+水⁻	山头火	司天在泉对化水难克山头火，金运不及，受纳音火克更不及	x
丙子	水运太过	君火+水⁺	燥金+水⁺	涧下水	水运太过，又得涧下水、二正化水助无制	x
丁丑	木运不及	湿土+土⁻	寒水+土⁻	涧下水	司天及对化土克涧下水，对化土克在泉水，木运不及无助	x
戊寅	火运太过	相火+木⁺	风木+木⁺	城墙土	火运本太过，又被相火助，无水克更太过	x
己卯	土运不及	燥金+木⁻	君火+木⁻	城墙土	司天燥金克对化木，使其不能抑制土运，土运不及得城墙土助	√
庚辰	金运太过	寒水+土⁺	湿土+土⁺	白蜡金	金运太过，受纳音金助，无火抑制更太过	x
辛巳	水运不及	风木+火⁻	相火+火⁻	白蜡金	水运不及无助	x

续表

干支年	岁运太少	司天+正对化	在泉+正对化	纳音行	六因素生克制化	相对平气
壬午	木运太过	君火+火⁺	燥金+火⁺	杨柳木	木运太过，又得纳音木助，君火、正对化火克燥金，木无制	x
癸未	火运不及	湿土+土⁻	寒水+土⁻	杨柳木	火运不及，无火助；纳音杨柳木为生旺之木，无制	x
甲申	土运太过	相火+金⁺	风木+金⁺	泉中水	二正化金克风木，土运太过无制	x
乙酉	金运不及	燥金+金⁺	君火+金⁺	泉中水	纳音水克君火，使其难克金，金运不及得司天、正化金助	√
丙戌	水运太过	寒水+土⁺	湿土+土⁺	屋上土	司天寒水被正化土抑制，水运太过，为在泉、正化、纳音土所克抵	√
丁亥	木运不及	风木+水⁻	相火+水⁻	屋上土	木运得司天木助	√
戊子	火运太过	君火+水⁺	燥金+水⁺	霹雳火	火运太过，又得霹雳火助，正化水难抑制	x
己丑	土运不及	湿土+土⁻	寒水+土⁻	霹雳火	土运虽不及，但得司天土、对化土助	√
庚寅	金运太过	相火+木⁺	风木+木⁺	松柏木	金运太过受司天相火克制，纳音松柏木又得在泉木和正化二木助	x
辛卯	水运不及	燥金+木⁻	君火+木⁻	松柏木	水运不及，无水相助仍不及，司天燥金受在泉君火抑制难克松柏木	x
壬辰	木运太过	寒水+土⁺	湿土+土⁺	长流水	木运太过，无金抑制，长流水强	x
癸巳	火运不及	风木+火⁻	相火+火⁻	长流水	长流水强于火运不及和二对化火	x
甲午	土运太过	君火+火⁺	燥金+火⁺	沙中金	土运太过无木制，纳音金为司天火、正化火所克	x
乙未	金运不及	湿土+土⁻	寒水+土⁻	沙中金	金运不及得纳音金助	√
丙申	水运太过	相火+金⁺	风木+金⁺	山下火	水运太过，无土抑制	x
丁酉	木运不及	燥金+金⁻	君火+金⁻	山下火	三金被纳音火、君火克，木运不及无木助	x
戊戌	火运太过	寒水+土⁺	湿土+土⁺	平地木	司天寒水被正化土克，火运太过无制，纳音平地木为强木，无制	x
己亥	土运不及	风木+水⁻	相火+水⁻	平地木	纳音平地木为强木，和司天木一起克土运，无制，土运更不及	x

续表

干支年	岁运太少	司天+正对化	在泉+正对化	纳音行	六因素生克制化	相对平气
庚子	金运太过	君火+水⁺	燥金+水⁺	壁上土	司天君火为正化水克，金运太过又得在泉金助，无制，壁上土强	x
辛丑	水运不及	湿土+土⁻	寒水+土⁻	壁上土	在泉水被对化土抑制，壁上土得司天、对化土助更强，克水运更不及	x
壬寅	木运太过	相火+木⁺	风木+木⁺	金箔金	金箔金本弱，受司天相火克，木运本太过，又得在泉木、二正化木助，无制	x
癸卯	火运不及	燥金+木⁻	君火+木⁻	金箔金	司天受纳音金助克木，火运不及仅得在泉火助，难为平气	x
甲辰	土运太过	寒水+土⁺	湿土+土⁺	覆灯火	覆灯火弱，土运太过，又得司天正化土、在泉土、正化助更过，无木制	x
乙巳	金运不及	风木+火⁻	相火+火⁻	覆灯火	金运不及，受纳音、在泉火、对化火克更不及	x
丙午	水运太过	君火+火⁺	燥金+火⁺	天河水	水运太过又得天河水助更过，无土制	x
丁未	木运不及	湿土+土⁻	寒水+土⁻	天河水	木运不及，无木助，天河水不怕土克	x
戊申	火运太过	相火+金⁺	风木+金⁺	大驿土	火运本太过又得相火助，无水制，此大驿土为强土	x
己酉	土运不及	燥金+金⁻	君火+金⁻	大驿土	此大驿土为较弱土，土运不及得大驿土助	√
庚戌	金运太过	寒水+土⁺	湿土+土⁺	钗钏金	金运太过，受纳音金助，无火制	x
辛亥	水运不及	风木+水⁻	相火+水⁻	钗钏金	水运不及，受司天在泉对化水助	√
壬子	木运太过	君火+水⁺	燥金+水⁺	桑柘木	木运太过，又得纳音木助，仅在泉金难抑制	x
癸丑	火运不及	湿土+土⁻	寒水+土⁻	桑柘木	火运不及，无火助	x
甲寅	土运太过	相火+木⁺	风木+木⁺	大溪水	土运太过，受司天在泉三木所克平；大溪水惊涛骇浪土难挡，主政	x
乙卯	金运不及	燥金+木⁻	君火+木⁻	大溪水	金运不及得司天助，但大溪水特强，不仅克君火，反无制主政	x
丙辰	水运太过	寒水+土⁺	湿土+土⁺	沙中土	司天寒水和正化土相抵，在泉土与沙中土难于抵消水运太过	x

续表

干支年	岁运太少	司天+正对化	在泉+正对化	纳音行	六因素生克制化	相对平气
丁巳	木运不及	风木+火⁻	相火+火⁻	沙中土	此沙中土弱，木运不及得司天助	√
戊午	火运太过	君火+火⁺	燥金+火⁺	天上火	火运本太过，又得司天、在泉、纳音等四火，无水制	x
己未	土运不及	湿土+土⁻	寒水+土⁻	天上火	土运虽不及，但得司天土、二对化土助	√
庚申	金运太过	相火+金⁻	风木+金⁺	石榴木	司天相火克正化金已泄去，金运太过又得在泉金助仍太过	x
辛酉	水运不及	燥金+金⁻	君火+金⁻	石榴木	水运不及，无水助；司天及二正化金克石榴木	x
壬戌	木运太过	寒水+土⁺	湿土+土⁺	大海水	木运太过，无金制；大海水强，不怕众土克	x
癸亥	火运不及	风木+水⁻	相火+水⁻	大海水	大海水强无制，火运不及更不及	x

注：x表示异气，√表示平气，⁺表示阳，⁻表示阴

表附-3 《素问》及《类经》六十甲子运气加临平气与六曜论平气的比较

干支	素问类经	六曜论	干支	素问类经	六曜论	干支	素问类经	六曜论	干支	素问类经	六曜论	干支	素问类经	六曜论
甲子			丙子	○	▲	戊子			庚子	△		壬子		
乙丑		√	丁丑	△		己丑	○△	√	辛丑	△		癸丑		
丙寅			戊寅			庚寅	△		壬寅			甲寅		
丁卯	○△	√	己卯		√	辛卯			癸卯	△		乙卯	△	▲
戊辰	△		庚辰			壬辰			甲辰	○		丙辰		
己巳	△		辛巳			癸巳	△	▲	乙巳	△		丁巳	△	√
庚午	△	√	壬午			甲午			丙午			戊午	○	
辛未	△		癸未		▲	乙未		√	丁未	△		己未	○△	√
壬申		√	甲申			丙申			戊申			庚申		
癸酉	△		乙酉	○△	√	丁酉	△		己酉		√	辛酉		
甲戌	○		丙戌		√	戊戌	△		庚戌			壬戌		
乙亥	△		丁亥	△	√	己亥	△	▲	辛亥	△	√	癸亥		▲

注：○代表《黄帝内经》的平气，△代表《类经》的平气，√代表六曜论的平气，▲代表疠气

上述预测对与我国同纬度的国家和地区具有指导意义。

（1）六曜论预测的疬气年为重大疫病的窗口期。疫病的窗口期是指天体格局导致气候异常，进而导致病原体繁衍增加，同时人群大面积免疫力减弱的特殊时期，此时人群极易感染病原体而集中爆发。疫病的窗口期与疫病的大面积扩散期并不是同一个概念。疫疬的流行可能要延续到窗口期的后1~2年，其影响因素十分复杂，既可包括气候因素，又可包括社会因素（战争、政府治理、卫生习惯等）。

（2）二十八宿背景下的七曜天人合一存在许多不确定因素，因而六曜论平气是可能为平气。

三、利用《娄景书》进一步研判六曜论预测疬气的合理性

（一）《娄景书》60年周期性预测疫情年及其验证

《娄景书》是我国最早预测长江流域气象、洪涝灾荒、疫病的六十甲子文献。20世纪中国科学院翁文波院士等曾利用《娄景书》的60年周期性预测当代气象、洪涝灾荒、地震等难题，屡得成功，被誉为"当代预测宗师"。近代文献整理了6个版本的《娄景书》。本文利用6个版本《娄景书》60年周期性预测疫情年，对六曜论平气预测疬气的合理性进行了进一步的研判。

首先，在表附-4中列出了《娄景书》六十甲子疫情。有较大疫情发生的干支年共有16年，疫情较小的共有7年，合计有23个疫情年。其中丙寅、丁卯、辛未、癸酉、甲戌年疫情可归于甲子年疫情的延续，己卯、庚辰年疫情可归于丁丑年疫情的延续，乙酉、戊子、己丑、辛卯年疫情可归于甲申年疫情的延续，甲午、戊戌年疫情可归于癸巳年疫情的延续（甲午年流行），乙巳、戊申、壬子年疫情可归于庚子年疫情的延续，丙辰年疫情可归于乙卯年疫情的延续，一个六十甲子年共有甲子、丁丑、甲申、癸巳、庚子、乙卯等6次大疫情流行，要注意的是这是大疫情的流行年，并不完全是疫病的窗口期。

以庚子年疫情预测为例，2020年新型冠状病毒性肺炎在全球传播。往前推60年是1960年，由于自然灾荒等原因，此年我国四川、河南等省死亡人数很多，也验证此预言是可信的，有重要参考价值。

表附-4 《娄景书》六十甲子年疫情记载

干支	娄景书预言疫情	符号	干支	娄景书预言疫情	符号
甲子	更忧疾病挂心怀	◆	己丑	米贵人病受熬煎	◆
丙寅	疾病有些人多怨	◇	辛卯	人多疾病宜求福	◆

续表

干支	娄景书预言疫情	符号	干支	娄景书预言疫情	符号
丁卯	高田大收人多病	◇	癸巳	人病宜早祈神保	◇
辛未	市乡多病告神知	◇	甲午	小民疾病添烦恼	◆
癸酉	人病畜疫休愁问	◆	戊戌	人多瘟瘴受灾延	◆
甲戌	人多疾病何日休	◇	庚子	灾害疾病当荒岁	◆
丁丑	丁丑年来病患多	◆	乙巳	沿门病患防小口	◆
己卯	小童有病多灾瘴，家家秋后哭沉沉	◆	戊申	更加瘟瘴又死人	◇
庚辰	人民多病生别离	◆	壬子	人民疾病祈神保	◆
甲申	众民患病祷神天	◆	乙卯	疾病人人防未乐	◆
乙酉	疾病沿来多饥死，路旁死尸两边停	◆	丙辰	家家瘟疫不离门	◆
戊子	病患沾身未可休	◇			

注：◆表示大疫情，◇表示小疫情

（二）《娄景书》60年周期性预测对六曜论预测的研判

表附-5中同时列出《娄景书》60年周期性预测疫情（◆）年和六曜论平气（√）年及疠气（▲）年干支，以作研判。

需要明确的是，六曜论预测疠气年是指人类免疫力低下受自然毒源感染的窗口期，《娄景书》记载的多是感染后人传人疫情扩散期，时间上感染窗口期多要靠前。如这次新冠疫情，感染窗口期在2019（己亥）年底，人传人疫情扩散期在2020（庚子）年，二者具有连贯性。这样六曜论预测1个六十甲子有6次疠气年，与《娄景书》预测甲子、丁丑、甲申、癸巳（甲午）、庚子、乙卯这6次大疫病年相符。

表附-5 六十甲子《娄景书》预测疫病与六曜论平气预测疠气年的比较

干支	娄景书	六曜论	干支	娄景书	六曜论	干支	娄景书	六曜论	干支	娄景书	六曜论	干支	娄景书	六曜论
甲子	◆		丙子		▲	戊子	◇		庚子	◆		壬子	◆	
乙丑		√	丁丑	◆		己丑	◆	√	辛丑			癸丑		
丙寅	◇		戊寅			庚寅			壬寅			甲寅		
丁卯	◇	√	己卯	◆	√	辛卯			癸卯			乙卯	◆	▲
戊辰			庚辰	◆		壬辰			甲辰			丙辰	◆	
己巳			辛巳			癸巳	◇	▲	乙巳	◆		丁巳		√

干支	娄景书	六曜论	干支	娄景书	六曜论	干支	娄景书	六曜论	干支	娄景书	六曜论	干支	娄景书	六曜论
庚午		√	壬午			甲午		◆	丙午			戊午		
辛未	◇		癸未		▲	乙未		√	丁未			己未		√
壬申		√	甲申		◆	丙申			戊申		◆	庚申		
癸酉	◆		乙酉	◆	√	丁酉			己酉		√	辛酉		
甲戌	◇		丙戌		√	戊戌		◆	庚戌			壬戌		
乙亥			丁亥		√	己亥		▲	辛亥		√	癸亥		▲

注：√表示平气，▲表示疬气，◆表示疫情

四、小结

本文在之前的理论体系指导下，摸准纳音五行的旺度起伏，修正了对癸酉、乙卯等为平年的认证，将一个六十甲子6个疬气年更正为丙子、癸未、癸巳、己亥、乙卯和癸亥年。因此提出下一个疬气年为乙卯（2035）年。

尽管疬气疫情难以预料，西方科技望而却步，束手无策，而中医学六曜论平气加"刚柔失守""三年化疫"为评判依据，结合《娄景书》，对此虽有一定的不确定性，但可以有效预测，这是对五运六气理论的创新发展，是预测疬气年的有效路径。

我们应该汇集中医学界精英智慧，对今后疬气年疫情提前做出研判、预警，为国家决策提供健康信息支持，防患于未然，造福世界人民。

［刘晓燕，靳九成，谢雪姣，等.《中华中医药杂志》，2021，36（4）：1836–1841］

中医四气五味理论与脏腑补泻关系的探讨

一、四气五味与脏腑相关的理论来源

将气味与人体脏腑相联系，这与《黄帝内经》中对生命形成的认识密切相关。《素问·宝命全形论篇》中说："人以天地之气生，四时之法成。"又曰："夫人生于地，悬命于天，天地合气，命之曰人。人能应四时者，天地为之父母。"由此可见，人的生命除了父母给予我们的遗传形体之外，天地之气也是人体的重要构成。对于天地之气作用于人的途径，《素问·六节藏象论篇》中说："天食人以五气，地食人以五味。五气入鼻，藏于心肺，上使五色修明，音声能彰。五味入口，藏于肠胃，味有所藏，以养五气，气和而生，津液相成，神乃自生。"由此可见，天地是通过气味来影响人体。那么四气五味是如何联系天地和人体脏腑的呢？《素问·天元纪大论篇》中云："寒暑燥湿风火，天之阴阳也，三阴三阳上奉之。木火土金水火，地之阴阳也，生长化收藏下应之。"由此可知，天之气与阴阳二气的多少变化有关，在自然就体现为四时阳气的多少，即温热凉寒（平）四气。而地之气是指木、火、土、金、水五行，在自然则体现在万物的生、长、化、收、藏，在味上就对应酸、苦、甘、辛、咸，在脏就对应肝、心、脾、肺、肾，这在《素问·阴阳应象大论篇》中论述的十分清楚。"天人相应"是中医的核心生命观，它认为人是天地合气的人，自然界的阴阳五行直接参与形成和影响了人体脏腑气血，因此只有顺应"阴阳五行""四气调神""谨和五味"才能"长有天命"。同时这也是治病纠偏的基本法则，故中医从四气五味出发调理脏腑，遣方用药，其与中医"天人相应"的生命观可谓是一脉相承。

二、四气五味对脏腑补泻的规律

为了便于学习和临床应用，本文以《黄帝内经》为主，参考了各家相关本草著作，对四气五味、脏腑的补泻规律进行了系统的梳理。

（二）辛味药结合四气对脏腑的补泻规律

1.辛温补肝（胆）阳，辛凉泻肝火、平肝风

《素问·脏气法时论篇》中说："肝欲散，急食辛以散之，用辛补之，酸泻

之。"张元素在《医学启源》中发展了本论述，曰："肝胆。味辛补，酸泻；气温补，凉泻。"《素问·阴阳应象大论篇》中说："辛甘发散为阳。"辛味的特点是发散，这顺应了"木曰曲直"的特性，肝属木，因此当肝郁之时，应食辛味散之。但是辛味与不同的气搭配会产生不同的效果。辛味配上春季的温性，就会加强其对阳气的升发。因此，辛温药有助于扶助肝胆的阳气，有利于肝气、胆气的升发。而辛味如果配上秋凉之性，就减缓了它对阳气的升发。《素问·六元正纪大论篇》中云："己巳、巳亥岁，上厥阴木，中少宫土运，下少阳火，风化清化胜复同，所谓邪气化日也……其化上辛凉，中甘和，下咸寒，所谓药食宜也。"这里就指出厥阴风木司天之时，由于厥阴风木司天可以导致肝火过盛或肝风内动，宜采用辛凉的药食进行治疗。因此辛凉具有泻肝（胆）火、平肝风的作用。

2. 辛温泻肺之燥与寒，辛凉清肺之热

《素问·脏气法时论篇》中说："肺欲收，急食酸以收之，用酸补之，辛泻之。"《医学启源》中则曰："肺大肠。味酸补，辛泻；气凉补，温泻。"辛味具有发散之性，而肺属金，"金曰从革"，金气肃降，因此辛药的作用方向与肺的肃降方向相反，如果加上春夏的温热之性，火克金，则更加不利于肺气的肃降，故辛温（热）泻肺。在临床上主要用辛温热药治风寒犯肺之证。寒主收引，寒可以影响肺的宣发，也就变相地加强了肺的收敛，因此要用辛温之药泻肺以开宣肺气，如麻黄汤和小青龙汤的组方即是此理。《素问·六元正纪大论篇》中说："庚辰、庚戌岁，上太阳水，中太商金运，下太阴土……其化上苦热，中辛温，下甘热，药食宜也。"这里指出庚辰、庚戌之年，金运太过，要用辛温的药食来治疗。金运太过，则燥气流行，燥为秋气属阴，正如《素问·六元正纪大论篇》中说："坚成之纪，是谓收引，天气洁，地气明，阳气随，阴治化，燥行其政。"王洪图先生认为在古典医籍中，燥邪属阴从未有过疑问，古人有"燥为小寒"之说，因此辛温药可以用来治疗属阴内敛的燥邪，杏苏散的组方即是此理。所以辛温药也具有清燥的作用。

当辛味药与寒凉之性搭配时，就具有宣透肺热的作用了。辛味主宣发，寒凉主清热。所以辛凉药既能宣透肺热，又能凉而清内热，如薄荷、牛蒡子之类，故辛凉药是散而兼清，属于《素问·六元正纪大论篇》中所说的"火郁发之"的范畴，辛凉药具有凉而不郁的特点，吴鞠通在《温病条辨》中说："太阴风温、温热、瘟疫、冬温，初起恶风寒者，桂枝汤主之；但热不恶寒而渴者，辛凉平剂银翘散主之。"这里就是利用了辛凉药的这一特点。

3.辛寒清心火

《素问·至真要大论篇》中说："少阴之胜，治以辛寒，佐以苦咸，以甘泻之。"少阴君火盛也就是心火盛，因此辛寒之品具有清泻心火的作用，如栀子豉汤中，栀子性寒，豆豉具有辛味发散之功，两者搭配则可以清泄心火。

4.辛温温脾阳

《辅行决》中说："脾德在缓，故经云以甘补之，辛泻之。"脾气属土，通常缓和而容易呆滞，辛主发散可以防止脾气的呆滞，因此这里说"辛泻之"，实指辛具有促进脾胃运化之功效。所以老百姓有辣味开胃之说。《医学启源》中说："脾胃。味甘补，苦泻，气温热补，寒凉泻。"温热属阳，所以辛味和温性搭配就有补脾（胃）阳散脾（胃）寒的作用，因此大多数温里散寒药都是辛温热药，理中汤就是用辛温热药来温里散寒的代表方剂。

5.辛温润肾燥

《素问·脏气法时论篇》中说："肾苦燥，急食辛以润之，开腠理，致津液，通气也。""开腠理，致津液，通气也"这九个字，说明辛味药不是直接补肾水，而是通过开腠理、行气、运化津液的方式达到解除肾燥的目的。因此推论其与药性搭配时，应该是与温性药搭配，如清代名医张志聪用防风、紫苏叶、杏仁等份制成辛温之剂，治疗水肿且癃闭之证，服药后患者汗出小便通而水肿尽消，此即提壶揭盖法。

（二）酸味药结合四气对脏腑的补泻规律

1.酸凉补肺阴，酸温治肺燥

酸味的特点是收敛，其与辛味发散的趋向性正好相反。因此酸味与肺的肃降之性相一致。《素问·脏气法时论篇》中说："肺欲收，急食酸以收之，用酸补之，辛泻之。"《医学启源》中说："肺大肠。味酸补，辛泻；气凉补，温泻。"酸属阴，凉亦属阴，因此酸味和凉性具有补肺阴的作用。酸味与温性相合具有清肺燥的作用。如《素问·六元正纪大论篇》中说："庚午、庚子岁，上少阴火，中太商金运，下阳明金……其化上咸寒中辛温，下酸温，所谓药食宜也。"《素问·至真要大论篇》中说："阳明之胜，治以酸温。"这都表明阳明燥金之气过胜之时，需要用酸温的药食来治疗。阳明之气为燥气。燥有干燥的特点，同时又有阴寒之性。因此用酸温之品，酸可以补阴润燥，温又可以制约燥之阴寒之性，故酸温药有治肺燥的作用。

2.酸凉敛肝阳泻肝火，酸温补肝体而助肝用

《素问·脏气法时论篇》中说："肝欲散，急食辛以散之，用辛补之，酸泻之。"《医学启源》中说："肝胆。味辛补，酸泻；气温补，凉泻。"酸味主收敛属阴，凉亦属阴，因此酸凉可以收敛肝阳，清泻肝火。《素问·六元正纪大论篇》也曰："壬午、壬子岁，上少阴火，中太角木运，下阳明金……其化上咸寒，中酸凉，下酸温，药食宜也。"其指出，木运太过之年药用酸凉。木运太过会导致肝气上逆，甚则动风，因此采用酸凉的药食可以达到平肝泻火的目的。

肝体阴而用阳，辛温之品虽可补肝，但仅是补肝阳，辛温有助于肝阳的升发，而对于肝体的培补就需要用酸味。《金匮要略·脏腑经络先后病》中说："夫肝之病，补用酸，助用焦苦，益用甘味之药调之……肝虚则用此法，实则不再用之。"酸属阴，可补肝之阴血，气温属阳，温则可助肝阳升发，因此酸温之品就具有补肝体而助肝用的作用。

3.酸味可敛心气

《素问·脏气法时论篇》中说："心苦缓，急食酸以收之。"故酸味药有收敛涣散之心气的作用，如果配合温性有敛心气、强心阳的功效，如生脉饮中的五味子，就有此功用。

（三）甘味药结合四气对脏腑的补泻规律

1.甘温温阳健脾祛湿，甘寒养胃阴清胃火

《素问·脏气法时论篇》中说："脾欲缓，急食甘以缓之，用甘补之，苦泻之。"脾主运化，甘味促胃气，苦味败胃气。《医学启源》中说："脾胃。味甘补，苦泻；气温补，寒凉泻。"甘味为阳，气温亦属阳，所以甘温热药具有补脾胃阳气的作用。《素问·六元正纪大论篇》中说："戊辰、戊戌岁，上太阳水，中太徵火运，下太阴土……其化上苦温，中甘和，下甘温，所谓药食宜也。"指出太阴湿土在泉时应用甘温药。太阴湿土会引起人体脾湿过盛，由此可见甘温药可以温阳健脾祛湿。

寒凉为阴，甘寒或甘凉可以化阴，因此甘寒或甘凉具有养阴清热的作用，故有补胃阴清胃火的功效，如益胃汤中的生地黄、麦冬、玉竹都是甘微寒之品。

2.甘温（热）助心阳，甘寒泻心火

《医学启源》中说："心小肠。味咸补，甘泻；气热补，寒泻。"甘属阳，温热亦属阳，故甘温或甘热可以助阳气，如炙甘草汤治疗心动悸、脉结代就是采用

甘温之品助养心阳。那为什么《素问·脏气法时论篇》中却说："心欲耎，急食咸以耎之，用咸补之，甘泻之？"这其实与心的特点有关。心为阳脏，其性如火。"心欲耎"，《广韵》中说耎，弱也。由此可见，作为心脏，在正常情况下虽然如火，但要适度柔和一些，即所谓"少火生气"。如果火太大了，因为火性升散，反而容易造成心阳外越，损伤心气，即所谓"壮火食气"。甘味属阳，咸味属阴，在"心欲耎"的前提下，自然就是咸补甘泻了。心，动也。咸味可让其安静，如龙骨、牡蛎。甘味可以加快心跳，故为泻。

寒属阴，甘味与寒相配可以养心阴、清心火。《素问·六元正纪大论篇》中说："戊子、戊午岁，上少阴火，中太徵火运，下阳明金……其化上咸寒，中甘寒，下酸温，药食宜也。"这里指出中运火运太过之时，应用甘寒来养心阴、清心火以制约心火过亢。

3. 甘温甘热泻肾寒，温肾阳

《素问·六元正纪大论篇》中说："乙丑、乙未岁，上太阴土，中少商金运，下太阳水……其化上苦热，中酸和，下甘热，所谓药食宜也。"这里指出太阳寒水在泉要用甘热之品以温化水湿，泻肾寒。

4. 甘味有缓急的作用

《素问·脏气法时论篇》中说："肝苦急，急食甘以缓之。"又曰："脾欲缓，急食甘以缓之。"肝为木脏，主升发。肝苦急，必是阳气升发受到压制，影响脾胃运化，因此甘味与温热搭配，甘温、甘热均属阳，这才能够缓肝之急而缓脾也。

（四）咸味药结合四气对脏腑的补泻规律

1. 咸温助心阳，咸寒泻心火

关于咸味的阴阳属性，《素问·至真要大论篇》中说："咸味涌泻为阴，淡味渗泻为阳。"《素问·脏气法时论篇》中说："心欲耎，急食咸以耎之，用咸补之，甘泻之。"《医学启源》中说："心小肠。味咸补，甘泻；气热补，寒泻。"正如上文分析的，心火耎则心火绵绵不灭，心火过大则阳气外越。正如张介宾所说："心火太过则为躁越，故急宜食咸以软之。"温属阳，寒属阴，因此咸温有助心阳的作用，而咸寒则泻心火。《素问·六元正纪大论篇》中曰："癸酉、癸卯岁，上阳明金，中少徵火运，下少阴火……其化上苦小温，中咸温，下咸寒，所谓药食宜也。"这里就指出了，中运火运不及时要用咸温以助心阳，而少阴君火在泉时就应用咸寒以清泻心火。

2.咸温泻肾水

《素问·脏气法时论篇》中说："肾欲坚,急食苦以坚之,用苦补之,咸泻之。"《医学启源》中说："肾膀胱。味苦补,咸泻;气寒补,热泻。"肾为水脏,主封藏,故《辅行诀》中说"肾德在坚"。而"心欲耎,急食咸以耎之"说明,咸味具有软坚的作用。因此咸味泻肾,实为泻肾水之坚。肾属水应冬,故肾脏属阴应寒。因此咸温搭配可以泻肾水之坚,泻肾水之寒。正如《素问·六元正纪大论篇》中说:"丙寅、丙申岁,上少阳相火,中太羽水运,下厥阴木……其化上咸寒,中咸温,下辛温,所谓药食宜也。"即中运水运太过需用咸温之品。

3.咸热祛脾湿

《素问·至真要大论篇》中说:"太阴之胜,治以咸热,佐以辛甘,以苦泻之。"太阴湿土太过,可致脾湿太过,脾湿太过则寒湿下注于肾,因此用咸热之品可以泻肾水,同时也可以达到祛脾湿的目的。

(五)苦味药结合四气对脏腑的补泻规律

1.苦味泻脾,苦寒泻湿热,苦温(热)泻寒湿

《素问·脏气法时论篇》中说:"脾欲缓,急食甘以缓之,用苦泻之,甘补之。"《医学启源》中说:"脾胃。味甘补,苦泻;气温热补,寒凉泻。"脾主运化,脾主湿,而苦泻脾,故苦味有燥湿之功。《素问·脏气法时论篇》中就有"脾苦湿,急食苦以燥之"。苦与寒结合,如《医学启源》中说:"苦寒泻湿热。"苦与温热结合,苦温(热)则泻寒湿,如《素问·六元正纪大论篇》中说:"甲子、甲午岁,上少阴火,中太宫土运,下阳明金……其化上咸寒,中苦热,下酸热,所谓药食宜也。"这里指出中运土运太过,湿气流行之时,则要用苦热之品。

2.苦寒坚肾,苦温温寒水

《素问·脏气法时论篇》中说:"肾欲坚,急食苦以坚之,用苦补之,咸泻之。"《辅行诀》中说:"肾德在坚,故经云以苦补之,甘泻之。"因此苦味有坚肾的作用,有助于肾的封藏。《医学启源》中说:"肾膀胱。味苦补,咸泻;气寒补,热泻。"苦属阴,寒亦属阴,因此苦寒具有清热坚肾,补肾阴的作用。但是苦温具有温化寒水的作用。如《素问·六元正纪大论篇》中说:"戊辰、戊戌岁,上太阳水,中太徵火运,下太阴土……其化上苦温,中甘和,下甘温,所谓

药食宜也。"就指出太阳寒水司天之时，采用苦温以温化寒水。

3.苦降肺逆，苦温泻肺燥，苦寒泻肺火

《素问·脏气法时论篇》中说："肺苦气上逆，急食苦以泻之。"故苦味具有降肺逆作用。如果是因寒引起的气上逆，选用苦温热药，若是因火热引起的气上逆选用苦寒药。苦与寒均可泻热，因此苦寒有泻肺火的作用。另外苦温还具有泻肺燥的功效。火克金则生燥，苦可以清火；燥属阴，温可制约阴，因此苦温可以泻燥。《素问·六元正纪大论篇》中说："丁卯、丁酉岁，上阳明金，中少角木运，下少阴火……其化上苦小温，中辛和，下咸寒，所谓药食宜也。"这里指出阳明燥金司天，宜采用苦小温的药食来泻肺燥。杏仁就是一味具有润肺燥功能的苦温之品。

4.苦寒泻心火

《辅行诀》中说："心德在耎，故经云以咸补之，苦泻之。"《医学启源》中说："心小肠。味咸补，甘泻；气热补，寒泻。"苦属阴，苦泻心即泻心火，寒属阴，寒泻心亦泻心火，因此苦寒凉药具有泻心火的作用。

三、结语

以上内容以《黄帝内经》为主，研究了药物的气味对脏腑的补泻作用，从上述研究可知同样的味与不同的气搭配，同样的气与不同的味搭配，都可以呈现出不同的功能效果。而每一种气味通常也都具有对多个脏腑的补或泻的作用。四气五味的补泻理论与中医脏腑的生理特性是一脉贯通的。因此，对四气、五味影响脏腑气血阴阳、气机升降等的精确把握将有助于中医临床组方回归中医理论本源思维上来，对临床疗效的提升也大有裨益。

［刘晓燕，崔亚东.《世界中医药》，2021，16（01）：121-124，129］

五脏苦欲补泻理论在《三因司天方》中的运用

一、五脏苦欲补泻理论

关于五脏苦欲补泻理论，目前主要有两种说法。

一种是《素问·脏气法时论篇》中所载之五脏苦欲补泻。《素问·脏气法时论篇》中说："肝苦急，急食甘以缓之……心苦缓，急食酸以收之……脾苦湿，急食苦以燥之……肺苦气上逆，急食苦以泄之……肾苦燥，急食辛以润之，开腠理，致津液，通气也。"又说："肝欲散，急食辛以散之，用辛补之，酸泻之……心欲耎，急食咸以耎之，用咸补之，甘泻之……脾欲缓，急食甘以缓之，用苦泻之，甘补之……肺欲收，急食酸以收之，用酸补之，辛泻之……肾欲坚，急食苦以坚之，用苦补之，咸泻之。"

另一种为《汤液经法》所载之五脏苦欲补泻。《汤液经法》这本书已佚，但书中的内容被《辅行诀》所记载。而《辅行诀》则是1988年马继兴在《敦煌古医籍考释》中首次转载。《辅行诀》所载之《汤液经法》对五脏苦欲补泻的论述如下："肝德在散，故经云以辛补之，酸泻之，肝苦急，急食甘以缓之，适其性而衰之也……心德在耎，故经云以咸补之，苦泻之。心苦缓，急食酸以收之……脾德在缓，故经云以甘补之，辛泻之。脾苦湿，急食苦以燥之……肺德在收，故经云以酸补之，咸泻之。肺苦气上逆，急食辛以散之，开腠理以通气也……肾德在坚，故经云以苦补之，甘泻之。肾苦燥，急食咸以润之，致津液生也。"

由上可见，两种记载所论之五脏苦欲补泻虽有所差别，但是并不矛盾。《黄帝内经》主要侧重于五脏的本脏、本性、本味的论述，而《辅行诀》侧重于从五行相克的角度来论述五脏、五味的用药规律。田合禄认为《黄帝内经》和《辅行诀》的理论体系相同，因此本文在分析《三因司天方》的用药规律时将《黄帝内经》中所载之五脏苦欲补泻理论与《辅行诀》所载之五脏苦欲补泻进行了综合考虑。

二、五脏苦欲补泻理论在《三因司天方》组方规律中的应用

（一）岁运太过之年的组方用药规律

天地运气影响脏腑的功能，最终使脏腑出现虚实的变化。在调整脏腑的虚实变化时，根据岁运太过会出现以下三种情况。

（1）岁运太过之年，其相应的脏盛，实则泻之，用五脏苦欲补泻理论中相应之味泻之。

如甲年土运太过，则脾实湿盛，因此附子山萸汤用苦味的肉豆蔻燥湿泻脾，也用辛味的附子、半夏等药泻脾除湿，故附子山萸汤整个方剂用辛苦之味来泻脾湿。

（2）岁运太过，相应之脏盛，则乘所克之脏，导致所克之脏虚，虚则补之，用五脏苦欲补泻理论中相应之味补虚损之脏或根据五行生克理论补其母脏。

如甲年土运太过乘肾水，导致肾水虚，虚则补其母，所以附子山萸汤以酸味的山萸肉、乌梅补肺金以生肾水。

再如壬年木运太过克脾土，导致脾虚，故用茯苓汤中甘味的茯苓、甘草、大枣健脾益气。

（3）岁运太过本脏盛，则乘所克之脏，导致所克之脏虚，脏虚则易出现《本经》中所言的五脏苦，用五脏苦欲补泻理论中相应之味以去其苦。

如甲年土运太过，肾苦燥，所以附子山萸汤以辛味的附子、半夏、生姜等药布散津液以润燥。

从上面看出，司天方不是单一的性味，而是多个性味的组合，这种组合不是随意的，而是根据运气与脏腑理论得出的，体现了中医的整体性思维和天人相应的思想，如山萸附子汤以苦辛为主，泻脾燥湿行水，佐以酸味，补肺金生肾水。

（二）岁运不及之年的组方用药规律

岁运不及年在运用五脏苦欲补泻理论遣方用药时也会出现以下三种情况。

（1）岁运不及之年，其相应之脏虚，虚则补之，用五脏苦欲补泻理论中相应之味补虚损之脏或补其母脏。

如乙年金运不及，肺不足，虚则补其母，故紫菀汤中用甘味的人参、黄芪、甘草培土生金。

再如辛年水运不及，则肾水不足，故五味子汤中以苦味之熟地黄滋水填精以

补肾，虚则补其母，则同时用了酸味的五味子、山茱萸来补肺以助肾。

（2）岁运不及，则所不胜之气来乘，来乘之气相应之脏易实，实则泻之，用五脏苦欲补泻理论中相应之味泻之。

如乙年金运不及，炎火乃行，则心火旺，因此紫菀汤以甘味的甘草、桑白皮泻心火。

（3）岁运不及则相应之脏虚，脏虚则易出现《本经》中所言的五脏苦，用相应的味以去其苦。

如乙年金运不及，则肺虚，因此紫菀汤以苦味的紫菀泄其逆气。

综上，乙年肺金不足，心火旺，紫菀汤以甘苦为主，用甘培土生金，以甘泻心火，佐苦降气逆。

（三）地支方中的组方用药规律

地支的改变主要是影响每年的司天在泉之气的转换。五脏苦欲补泻理论在《三因司天方》中地支方的遣方用药规律，有以下两种情况。

（1）司天和在泉之气皆易出现相应之脏实，实则泻之，用五脏苦欲补泻理论中相应之味泻之。

如子午之岁，少阴君火司天，则心火旺盛，因此正阳汤用甘味的甘草、桑白皮泻心火，同时用苦味的白薇、玄参、白芍泻心火。阳明燥金在泉，则肺燥，因此本方以辛味川芎、生姜泻肺燥，故正阳汤以甘苦辛味为主泻心肺。

（2）司天和在泉之气相应的脏气盛，则乘所克之脏，导致所克之脏易虚，虚则补之，用五脏苦欲补泻理论中相应之味补虚损之脏或补其母脏。

如子午之岁，少阴君火司天，火克金，肺不足，虚则补其母，因此正阳汤用甘味的炙甘草培土生金。阳明燥金在泉，金克木，肝不足，所以本方亦用辛味的川芎、生姜补肝。

综上子午之岁，心火旺，肺火燥，肝木郁，因此正阳汤以甘苦辛之味为主，以甘苦泻心火，辛泻肺燥升肝气。

（四）特殊情况的组方用药规律

如壬年木运太过，但壬年茯苓汤中却未用酸味的药来泻太过之肝气，整个方以辛甘苦为主。甘味和苦味比较容易理解，因为木运太过则克脾土导致脾虚，故本方用甘味的茯苓、甘草、大枣健脾益气，用苦味的白术、厚朴、青皮燥湿健脾。但辛味是补肝的，为什么要用辛味？《素问·气交变大论篇》中说："岁木太过……甚则忽忽善怒，眩冒巅疾……甚而摇落，反胁痛而吐甚，冲阳绝者死不治，上应太白星。"太白星是金星，岁木太过，则金气来复，而肝气易被郁，从而出现《黄帝内经》中所言的肝郁之象，所以用辛味的炮干姜、半夏、生姜来解肝郁。

再如丙年水运太过之年，岁水太过，寒气流行，邪寒心火，但是这里的邪寒心火不是导致心火衰，而是出现水火不交、下寒上热的心火旺，所以《素问·气交变大论篇》中说："民病身热烦心燥悸，阴厥上下中寒。"所以黄连茯苓汤用甘味的赤茯苓、麦冬、车前子、甘草来清心火，也用苦味的黄连、黄芩来泻心火。

三、总结

通过上面的分析可以看出，《三因司天方》是以五运六气理论为指导，通过分析运气的过与不及对五脏虚实的影响，进而根据五脏苦欲补泻理论用五味来对五脏进行相应的补泻调节。

从上面分析可以总结出如下规律。

1.以下三种情况易出现脏实

（1）岁运太过则相应之脏易实。

（2）司天和在泉之气相应之脏易实。

（3）岁运不及，则所不胜之气来乘，来乘之气相应之脏易实。

在这三种情况下，《三因司天方》针对实象，采用实则泻之的方法，用五脏苦欲补泻理论中相应之味泻之。

2.以下三种情况易出现脏虚

（1）岁运不及则相应之脏易虚。

（2）岁运太过相应之脏盛，则乘所克之脏，导致所克之脏虚。

（3）司天和在泉之气相应的脏盛，则乘所克之脏，导致所克之脏易虚。

在这三种情况下，《三因司天方》针对虚象，采用虚则补之的方法，用五脏苦欲补泻理论中相应之味补之。脏虚易出现《黄帝内经》中所言的五脏苦，《三因司天方》针对五脏苦，采用五脏苦欲补泻理论中相应之味去其苦。

五脏苦欲补泻在《素问·脏气法时论篇》和《辅行诀》中的记载有所不同，两者补五脏之味相同，其区别主要在泻五脏之味，从上面的分析来看，两种记载都有所体现，心以甘泻之和以苦泻之常同用，脾以苦泻之和以辛泻之常同用。

本节中药物的药性以《神农本草经》《名医别录》为主，与《三因司天方》较近时代的本草为参考。通过分析五脏苦欲补泻理论在《三因司天方》中的应用，总结出了《三因司天方》中运气方应用五脏苦欲补泻理论的组方规律，将运气、五脏虚实、五脏苦欲补泻和五味等理论结合起来，希望本节内容不但能够为探讨《三因司天方》的组方规律提供新途径，还可以为今后构架五运六气的运气方组方原则提供新的思路。

[崔亚东，刘晓燕，田合禄.《中华中医药杂志》，2021，36（2）：73-75]

主要参考文献

［1］程士德.素问注释汇粹［M］.北京：人民卫生出版社，1984.

［2］黄帝内经素问［M］.北京：人民卫生出版社.1963.

［3］田合禄.五运六气天文历法基础知识［M］.山西：山西科学技术出版社，2016.

［4］田合禄.从《黄帝内经》说古天文历法基础知识［M］.北京：人民卫生出版社，2022.

［5］靳九成.中医学现代科学基础［M］.北京：中医古籍出版社，2022.

［6］靳九成.生命百年历［M］.太原：山西科学技术出版社，2013.

［7］苏颖.五运六气概论［M］.北京：中国中医药出版社，2016.

［8］杨威.五运六气珍本集成［M］.北京：中国古籍出版社，2017.

［9］杨力.中医运气学［M］.北京：北京科学技术出版社，1995.

［10］廖君湘.《娄景书》（湖南民间抄本）整理与校译［M］.湘潭：湘潭大学出版社，2017.

［11］中国国家标准化管理委员会.农历的编算和颁行：GB/T 33661-2017［S］.北京：中国标准出版社，2017.5.

［12］程士德.略论运气学说与发病的关系［J］.湖北中医杂志，1981，(02): 36-39.